国家呼吸系统疾病临床医学研究中心

呼吸疾病国家重点实验室　组织编写

国家呼吸医学中心

肺功能检查
管理规范

主审 ｜ 钟南山

主编 ｜ 高　怡　郑劲平

U0288389

人民卫生出版社

图书在版编目（CIP）数据

肺功能检查管理规范/国家呼吸系统疾病临床医学研究中心,呼吸疾病国家重点实验室,国家呼吸医学中心组织编写;高怡,郑劲平主编.—北京:人民卫生出版社,2020

ISBN 978-7-117-30140-4

Ⅰ.①肺… Ⅱ.①国…②呼…③国…④高…⑤郑… Ⅲ.①肺－功能－检查－管理规范 Ⅳ.①R332.2

中国版本图书馆CIP数据核字（2020）第112534号

| 人卫智网 | www.ipmph.com | 医学教育、学术、考试、健康,
购书智慧智能综合服务平台 |
| 人卫官网 | www.pmph.com | 人卫官方资讯发布平台 |

版权所有，侵权必究！

肺功能检查管理规范

组织编写：国家呼吸系统疾病临床医学研究中心
　　　　　呼吸疾病国家重点实验室　国家呼吸医学中心
主　　编：高　怡　郑劲平
出版发行：人民卫生出版社（中继线 010-59780011）
地　　址：北京市朝阳区潘家园南里 19 号
邮　　编：100021
E - mail：pmph @ pmph.com
购书热线：010-59787592　010-59787584　010-65264830
印　　刷：三河市潮河印业有限公司
经　　销：新华书店
开　　本：850×1168　1/32　印张：10
字　　数：260 千字
版　　次：2020 年 8 月第 1 版　2023 年 1 月第 1 版第 5 次印刷
标准书号：ISBN 978-7-117-30140-4
定　　价：60.00 元
打击盗版举报电话：010-59787491　E-mail：WQ @ pmph.com
质量问题联系电话：010-59787234　E-mail：zhiliang @ pmph.com

编 委 （按姓氏汉语拼音排序）

高 怡 ▸ 广州医科大学附属第一医院 广州呼吸健康研究院
国家呼吸系统疾病临床医学研究中心 呼吸疾病国家重点实验室

简文华 ▸ 广州医科大学附属第一医院 广州呼吸健康研究院
国家呼吸系统疾病临床医学研究中心 呼吸疾病国家重点实验室

梁斌苗 ▸ 四川大学华西医院

梁健玲 ▸ 广州医科大学附属第一医院 广州呼吸健康研究院
国家呼吸系统疾病临床医学研究中心 呼吸疾病国家重点实验室

逯 勇 ▸ 首都医科大学附属北京朝阳医院

沈北兰 ▸ 广州医科大学附属第一医院 广州呼吸健康研究院
国家呼吸系统疾病临床医学研究中心 呼吸疾病国家重点实验室

邬宇芬 ▸ 上海交通大学医学院附属上海儿童医学中心

谢燕清 ▸ 广州医科大学附属第一医院 广州呼吸健康研究院
国家呼吸系统疾病临床医学研究中心 呼吸疾病国家重点实验室

张 皓 ▸ 上海交通大学医学院附属上海儿童医学中心

张冬莹 ▸ 广州医科大学附属第一医院 广州呼吸健康研究院
国家呼吸系统疾病临床医学研究中心 呼吸疾病国家重点实验室

赵明华 ▸ 新疆维吾尔自治区人民医院

郑劲平 ▸ 广州医科大学附属第一医院 广州呼吸健康研究院
国家呼吸系统疾病临床医学研究中心 呼吸疾病国家重点实验室

主审简介

教授，博士生导师，中国工程院院士，"973"计划首席科学家，爱丁堡大学荣誉教授，伯明翰大学科学博士，英国皇家内科学会高级会员。

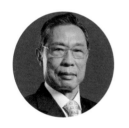

现任国家呼吸系统疾病临床医学研究中心主任，中华医学会顾问，国家卫生健康委员会高级别专家组组长；是推进中国呼吸病学发展迈向国际前沿的学科带头人之一；倡议"像量血压一样检查肺功能"，是推动中国肺功能检查在呼吸慢病防治中普及应用的领军人物。

钟南山

投身于呼吸系统疾病的临床、教学和科研工作60余年，重点开展哮喘、慢性阻塞性肺疾病、呼吸衰竭等呼吸系统常见疾病的规范化诊疗，以及疑难病、少见病和呼吸危重症监护与救治等方面的研究；在《新英格兰医学杂志》《柳叶刀》等国际权威刊物发表SCI论文200余篇；出版各类专著近20部；主持制定了甲型流感、慢性咳嗽、慢性阻塞性肺疾病等多种疾病诊疗指南。

荣获国家科学技术进步奖二等奖、光华工程科技奖成就奖、广东省抗击"非典"特等功、"白求恩奖章"、"改革先锋奖章"、"共和国勋章"、"全国先进工作者"、"新中国最美奋斗者"等一系列奖项和称号。

主编简介

副教授,硕士生导师,广州医科大学附属第一医院(广州呼吸健康研究院)肺功能检测中心主任。

现任中华医学会呼吸病学分会呼吸治疗学组委员兼肺功能专业组秘书,中国疾病预防控制中心慢性阻塞性肺疾病监测项目专家组成员,中国医师协会呼吸医师分会管理工作委员会委员,广东省医学会呼吸病学分会常务委员兼肺功能学组副组长,广州市呼吸疾病医疗质量控制中心专业委员会成员,中国肺功能联盟数据质量控制平台(PFTQC)创始人。

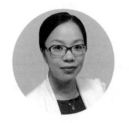

高 怡

主要从事慢性气道疾病防控管理、呼吸生理与肺功能、肺功能大数据等医疗、教学和科研工作,主持全国肺功能检查规范化培训工作。主编及参编《肺功能检查实用指南》等专著 6 部,制作与运营人卫慕课课程——《走进肺功能》。主笔起草我国肺功能检查系列指南、呼吸与危重症医学(PCCM)肺功能检查单项规范化进修基地认定办法和培训方案,发表肺功能相关研究论文 90 余篇。

主编简介

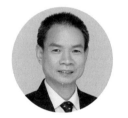

郑劲平

教授，博士生导师，国务院政府特殊津贴专家，广州呼吸健康研究院副院长，广州医科大学南山学院副院长，呼吸疾病国家重点实验室副主任，国家呼吸系统疾病临床医学研究中心副主任。

现任中国康复医学会呼吸康复专业委员会副主任委员、中国老年医学学会呼吸病学分会副会长、中国医师协会呼吸医师分会肺功能与临床呼吸生理工作委员会主任委员、中华医学会呼吸病学分会呼吸治疗学组副组长、中国肺功能联盟总负责人等。

专长于慢性阻塞性肺疾病的研究，研究方向包括呼吸生理与肺功能、慢性气道疾病、呼吸临床药理与临床试验、呼吸大数据等。主持国家重点研发计划、国家科技支撑计划、国家自然科学基金等多项研究。主编《呼吸疾病生物资源库——管理规范与标准操作流程》等专著 7 部，主持或参与国家设备标准 / 指南 / 专家共识等 10 余部，在 Lancet、Lancet Respir Med、Chest、JACI 等杂志发表论文 200 余篇。

获"国家卫生计生突出贡献中青年专家""中国优秀呼吸医师""广州市杰出专家"称号，获国家科学技术进步奖二等奖 2 项、省部级科技进步奖一等奖 3 项、药明康德生命化学研究奖等。

序

呼吸系统疾病是最常见与多发的疾病。其中，慢性呼吸系统疾病是严重危害人民健康的"四大慢病"之一，呼吸系统疾病中的慢性气道疾病及肺癌占我国总死亡率的第三及第四位。由于吸烟及二手烟暴露、室内外空气污染、病原体变化、人口老龄化等问题，未来我国呼吸系统疾病防治形势将更加严峻。在国务院发布的《健康中国行动（2019—2030年）》中，慢性呼吸系统疾病防治亦成为重大行动之一，并提出了行动目标：到2022年和2030年，70岁及以下人群慢性呼吸系统疾病死亡率下降到9/10万及以下和8.1/10万及以下；40岁及以上居民慢性阻塞性肺疾病（简称慢阻肺）知晓率分别达到15%及以上和30%及以上。

要实现慢性呼吸系统疾病防治目标，早发现、早干预是关键，规范健康管理是重点，基层能力提升是保障。肺功能检查是慢性呼吸系统疾病早期筛查、早期发现、早期诊断的适宜技术，也是疾病规范诊疗与管理的关键技术。为了推动慢性呼吸系统疾病防治、实现行动目标，近几年国家卫生策略也越来越关注肺功能检查，建议将肺功能检查纳入40岁及以上人群常规体检内容，推行高危人群首诊测量肺功能，加强各地社区卫生服务中心和乡镇卫生院肺功能检查设备的配备，做好基层专业人员培训，着力提升基层肺功能检查技术水平，为慢阻肺高危人群和患者提供筛查、诊断、治疗、随访管理、功能康复等全程防治管理服务，提高基层慢阻肺的早诊早治率和规范化管理率。

为了积极普及肺功能检查，国内呼吸专家提出了"像量血压一样检查肺功能"的倡议。然而，临床上测量肺功能并不像量血压、测血糖那么轻松容易。质量控制是肺功能检查的生命线，是检查结果准确性的重要影响因素。多年来，本书的主编高怡教授和郑劲平教授一直致力于肺功能检查技术的质量控制与推广，具有丰富的肺功能检查理论与实践经验。恰逢其时，他们组织专家撰著了《肺功能检查管理规范》一书。该书对肺功能检查的管理制度与工作规范进行了全面、系统而翔实的阐述，在规范肺功能检查管理、标准化检查操作、保证检查质量、提高检查效率、确保检查安全等方面均具有较强的实际指导价值。希望通过该书的出版，能够对提高我国基层医疗卫生机构肺功能检查能力、加快推动慢性呼吸系统疾病防治行动的实施起到积极作用。

中国工程院院士
国家呼吸系统疾病临床医学研究中心主任
2020 年 3 月

前　言

　　肺功能检查是一门医学计量技术，是评估呼吸与危重症医学（pulmonary and critical care medicine，PCCM）医疗质量的关键技术之一，检查的有效性和安全性是其医疗质量的核心。10多年来，我们在主持原卫生部"面向农村和城市社区推广适宜技术十年百项计划"项目和国家科技部"全国肺功能检查规范化培训"项目的实践过程中，深切体会到，肺功能检查结果的可靠性和有效性，有赖于标准的方法及严格的质量控制。然而，全国各地肺功能检查现今的质量控制水平仍非常不理想，严重制约着我国肺功能的发展。为此，亟待加强肺功能检查质量管理与规范，持续改进肺功能检查的医疗质量，保障肺功能检查的医疗安全。

　　"不以规矩，不能成方圆"。规矩也就是制度与规范，是工作过程中必须遵循的标准操作规程，用以规范工作行为，维护正常的工作秩序，保障良好的工作质量。肺功能检查质量管理与规范是一项长期的工作任务，同样需要通过顶层制度设计，建立健全、科学、合理、具体、可行的制度，建立完善的肺功能检查质量管理长效机制，创新肺功能检查质量持续改进方法，并充分发挥信息化管理的积极作用，不断提升肺功能检查质量管理的科学化、精细化水平，从制度层面进一步加强肺功能检查质量的保障和约束，提高不同地区、不同层级、不同类别医疗机构之间肺功能检查医疗服务与质量的同质化程度。

国内外同行已逐步关注肺功能检查的质量控制建设，制定了各种肺功能检查的指南和结果解读建议，但对肺功能检查的管理制度建设的关注仍较为欠缺（如各医院的学科管理中可能有相关的肺功能管理规定），系统、全面的肺功能检查管理制度方面的专著或综述报道在国内外很少见。

有鉴于此，本中心组织国内肺功能学专家，在高度凝练总结我国改革开放以来肺功能检查质量管理工作经验的基础上，充分借鉴国际先进经验，着重从肺功能检查人员管理、设备管理、组织管理、流程管理、结果管理和档案管理等方面，共同编撰了《肺功能检查管理规范》。全书内容丰富，深入浅出，图文并茂，条理清晰，并汇编了大量质量管理的表格，简明实用，操作性强，为肺功能检查提供了文件管理的范本，可直接用于指导临床肺功能检查进行全程质量控制，正确有效地实施标准化肺功能检查质量管理，适合广大肺功能医生阅读。希望本书的出版，有助于PCCM学科建设，提升社区卫生服务中心和乡镇卫生院等基层医疗机构的肺功能检查能力，这对慢性呼吸系统疾病防治措施的落实和健康中国行动目标的实现具有重要意义。

本书集国内肺功能学科多位专家的智慧和经验编撰而成，受国家重点研发计划项目（2018YFC1311900、2016YFC1304603）资助。借此书付梓之际，我们对全体编者的辛勤劳动深表感谢！同时感谢钟南山院士对本书撰写工作的大力支持和指导！感谢我们课题组的研究生等幕后英雄在协助编辑排版、校对、审阅过程中倾注了大量的时间和心血！

由于编者水平有限,不妥之处,恳请各位同行和读者批评指正,以便今后再版时修正。

广州呼吸健康研究院
广州医科大学附属第一医院
呼吸疾病国家重点实验室
国家呼吸系统疾病临床医学研究中心
2020 年 3 月 于广州

缩略语名词对照

AHR	airway hyperresponsiveness	气道高反应性
BEV	back extrapolation volume	外推容积
BTPS	body temperature and pressure, saturated	生理条件（体温、大气压、饱和水蒸气状态）
CC	closing capacity	闭合总量
CO	carbon monoxide	一氧化碳
CPET	cardiopulmonary exercise test	心肺运动试验
CPFT	certified pulmonary function technologist	肺功能技术员认证证书
CPR	cardiopulmonary resuscitation	心肺复苏
CV	closing volume	闭合容积
D_LCO	diffusion capacity for carbon monoxide of the lung	一氧化碳弥散量
D_LCO/V_A	diffusion capacity for carbon monoxide per liter of alveolar volume	比弥散量
Dm	diffusion capacity of the alveolar-capillary membrane	肺泡 - 毛细血管膜弥散量
EDC	electronic data capture system	电子数据记录系统
ERV	expiratory reserve volume	补呼气容积
EVC	expiratory vital capacity	慢呼气肺活量
$FEF_{25\%\sim75\%}$	forced expiratory flow from 25%～75% of FVC	最大呼气中期流量
$FEF_{50\%}$	forced expired flow at 50% of FVC	用力呼出 50% 肺活量的呼气流量

FEF$_{75\%}$	forced expired flow at 75% of FVC	用力呼出 75% 肺活量的呼气流量
FEV$_1$	forced expiratory volume in one second	第 1 秒用力呼气容积
FEV$_1$/FVC	forced expiratory volume in one second to forced vital capacity ratio	1 秒率
FFT	fast Fourier transformation	快速傅里叶转换
FOT	force oscillation technique	强迫振荡技术
FRC	functional residual capacity	功能残气量
Fres	resonance frequency	响应频率
FVC	forced vital capacity	用力肺活量
HIS	hospital information system	医院信息系统
IC	inspiratory capacity	深吸气量
ICU	intensive care unit	重症监护病房
IOS	impulse oscillometry	脉冲振荡
IRV	inspiratory reserve volume	补吸气容积
IVC	inspiratory vital capacity	吸气肺活量
LIS	laboratory information system	实验室信息系统
LLN	lower limit of normal	正常低限
MEP	maximal expiratory pressure	最大呼气压
MIP	maximal inspiratory pressure	最大吸气压
MMEF	maximal mid-expiratory flow	最大呼气中期流量
MV	minute ventilation	每分通气量
MVV	maximal voluntary ventilation	最大自主通气量
NBRC	the National Board for Respiratory Care	国家呼吸医疗委员会
NSPF	nonspecific pulmonary function	非特异性肺功能
OCR	optical character recognition	文本光学字符识别
PaCO$_2$	arterial partial pressure of carbon dioxide	动脉血二氧化碳分压

PACS	picture archiving and communication systems	影像信息系统
PaO_2	arterial partial pressure of oxygen	动脉血氧分压
P_AO_2	partial pressure of oxygen in alveolar gas	肺泡氧分压
$PC_{20}FEV_1$	provoking concentration which cause a fall of 20% in FEV_1	第1秒用力呼气容积下降20%激发浓度
$PD_{20}FEV_1$	provoking dose which cause a fall of 20% in FEV_1	第1秒用力呼气容积下降20%激发剂量
PEF	peak expiratory flow	呼气峰值流量
QC	quality control	质量控制
Raw	airway resistance	气道阻力
RF	respiratory rate frequency of breathing	呼吸频率
R_N	resistance at N Hz	振荡频率在N赫兹时的阻抗
ROCC	airway resistance measured by occlusion/shutter method	阻断法气道阻力
RPFT	registered pulmonary function technologist	肺功能技术员注册证书
RV	residual volume	残气容积
RV/TLC	ratio of residual volume to total lung capacity	残总比
SaO_2	arterial oxygen saturation	动脉血氧饱和度
sGaw	specific airway conductance	比气道传导率
SOP	standard operation procedure	标准操作规程
SpO_2	peripheral oxygen saturation	体表血氧饱和度
TGV	thoracic gas volume	胸腔内气体容积, 胸腔气量
TLC	total lung capacity	肺总量
T_LCO	transfer factor for carbon monoxide of the lung	一氧化碳转移因子
VC	vital capacity	肺活量
Vc	blood volume capillary	毛细血管血量
$\dot{V}CO_2$	carbon dioxide production	二氧化碳产生量

VD	dead space volume	无效腔容积
$\dot{V}O_2$	oxygen uptake	氧耗量
$\dot{V}O_2/HR$	oxygen pluse	氧脉
$\dot{V}O_2/kg$	oxygen uptake per kilogram	公斤氧耗量
VT	tidal volume	潮气容积
Wmax	maximal watt	最大运动功率
X_N	reactance at N Hz	振荡频率在 N 赫兹时的电抗
Zrs	respiratory impedance	呼吸总阻抗

目　录

第五章

第一章 肺功能检查概论

呼吸生理功能研究的迅速发展是近代医学科学的重要成就之一。疾病诊断从病理诊断、病因诊断进一步深入至机体器官、组织的功能诊断,因而更趋完善。胸部 X 线影像、计算机体层摄影(CT)、呼吸组织病理及免疫组化等检查反映的是静态的组织学改变,而呼吸生理却是研究活体动态的功能学改变。生理功能的维护与修复是疾病诊治的重要环节。

肺功能检查是运用呼吸生理知识和现代检查技术来了解和探索人体呼吸系统生理功能状态的检查,是临床上对胸、肺疾病诊断和鉴别诊断、严重程度评估、治疗效果和预后评估的重要检查内容,除广泛应用于原有的学科如呼吸内科、外科、麻醉科、儿科、流行病学、潜水及航天医学等领域外,其他系统的疾病如血液病、心血管病、风湿免疫病、肾脏病、肿瘤等累及呼吸系统的全身性疾病也需肺功能检查的协助,这也引起了更多的关注。

肺功能检查发展至今已有数百年的历史,目前已在我国大中型医院普遍开展。随着我国社区医疗工作越来越被重视,基层及社区医院的肺功能检查也必然开展得越来越广泛。肺功能检查已被国家卫生和计划生育委员会(现为国家卫生健康委员会)列入呼吸内科代表性检查技术并设立质量控制标准。国家《"十三五"卫生与健康规划》(国发〔2016〕77 号)中明确提出"将肺功能检测纳入常规体检"作为实施慢性病综合防控的重要内容,《国务院关于实施健康中国行动的意见》(国发〔2019〕13 号)中,也明确指出要"探索高危人群首诊测量肺功能、40岁及以上人群体检检测肺功能……提高基层医疗卫生机构肺功能检查能力"。这些都为肺功能检查的发展描绘了美好的前景，并同时对肺功能检查提出了更高的标准和要求。

第一节 肺功能检查常用项目及指标

肺功能检查项目众多，包括肺容积检查、通气功能检查、弥散功能检查、气道反应性检查、气道阻力检查、心肺运动试验（或运动心肺功能测试）、影像肺功能检查、呼出气体成分分析等。每一检查项目也可有多种方法加以检测，并且检测的指标也多少不一，反映的临床意义各不相同。这些检查从不同的角度去分析呼吸生理的改变以及疾病对呼吸功能的影响。当然，肺功能检查并不仅限于这些项目，检查技术不断推陈出新。肺功能检查的发展，是肺功能检查指标、检查技术、检查方法的不断创新和完善的过程，是临床应用经验不断积累的结果，更是检查技术和临床应用结合越来越紧密的体现。

一、肺容积检查

肺容积是指胸腔内肺组织容纳的气体容积，反映了外呼吸的空间。在呼吸运动中，呼吸肌肉运动、胸及肺的固有弹性回缩力及肺泡表面张力等的作用，引起胸廓的扩张和回缩，并进一步导致胸腔内肺组织容纳的气量发生相应的变化。肺容积是肺功能检查中最早开展的检查项目，也是最重要的肺功能指标之一。

肺量计可用于直接检测部分呼吸容积，但用力呼气后残余在肺内的容积需通过体积描记或气体稀释等方法进行检查。

常用的肺容积指标包括潮气容积（tidal volume，VT）、补吸气容积（inspiratory reserve volume，IRV）、补呼气容积（expiratory reserve volume，ERV）与残气容积（residual volume，RV）等4个基础容积，以及由2个或2个以上的基础容积组成的4种叠加容量：深吸气量（inspiratory capacity，IC）、肺活量（vital capacity，VC）、功能残气量（functional residual capacity，FRC）与肺总量（total Lung capacity，TLC）。这些指标常用于判断限制性通气障碍及肺过度充气改变。

二、肺通气功能检查

肺通气功能是指单位时间随呼吸运动进出肺的气体容积的能力，显示时间与肺容积变化的关系，并与呼吸幅度、用力大小有关，是一个较好地反映肺通气能力的动态指标。凡能影响呼吸频率、呼吸幅度和气体流量的生理、病理因素均可影响肺通气功能。肺通气功能包括时间肺活量、通气量、肺泡通气量、最大自主通气量等，以前者最为常用。

肺量计检查（spirometry）是临床上最常用的肺通气功能检查方法。肺量计是指用于检测肺的气体容积或流量的仪器，是肺功能检查中最为常用的仪器。早期的肺量计仅能记录呼吸容积的改变，现代的肺量计则结合了电子计算机技术，可同步记录肺容积变化相应的时间改变。除肺泡通气量外其余通气功能参数均能以肺量计直接检测。

肺量计的工作原理：依物理学定律，设某一瞬间的体积流量为 $\dot{Q}$，一定时间 t 内流过的流体的体积为 V，则有 $V=\int\dot{Q}dt$ 或 $\dot{Q}=dV/dt$，而体积流量 $\dot{Q}$ 是流体流量为 $\dot{v}$ 与流经截面积为 A 的乘积，即 $\dot{Q}=A\times\dot{v}$，可见流量与容量可相应转换，通过检测吸入/呼出气体的流量及吸入/呼出气体的时间可求出吸入/呼出气体的容量。反之亦然。肺量计检测的基本物理参数为：①容积或流量；②时间。通过它们的组合，可对大多数肺容积指标及肺通气功能指标进行检测。因而肺量计检查亦是临床上最常用的检查方法。在肺量计的基础上结合气体分析仪、压力计等尚可组合成多功能的肺功能仪器，进行残气功能检测、弥散功能检测、气道阻力检测、心肺运动试验等。

肺量计常用指标包括用力肺活量（forced vital capacity，FVC）、第1秒用力呼气容积（forced expiratory volume in one second，FEV$_1$）、

1 秒率（forced expiratory volume in one second to forced vital capacity ratio，FEV_1/FVC）、最大呼气中期流量（maximal mid-expiratory flow，MMEF；或 forced expiratory flow from 25%～75% of FVC，$FEF_{25\%\sim75\%}$）、呼气峰值流量（peak expiratory flow，PEF）等。可用于了解肺通气功能是否障碍、障碍的类型（如阻塞性通气障碍、限制性通气障碍、混合性通气障碍）、障碍的部位（如小气道功能障碍、胸廓入口外上气道阻塞或胸廓入口内上气道阻塞），以及障碍的严重程度。

三、肺换气功能检查

肺换气是指气体在肺泡内进行交换，结合肺循环提高血氧含量。临床上常通过动脉血气分析了解机体缺氧或二氧化碳潴留情况，从而间接了解肺气体交换的能力。但由于机体的巨大代偿能力，血气分析出现异常常见于较为严重的气体交换功能障碍。而肺弥散功能检查则可更为敏感地判断肺的气体交换能力。

肺弥散功能是指某种肺泡气（常用一氧化碳）通过肺泡 - 毛细血管膜从肺泡向毛细血管扩散到达血液内，并与红细胞中的血红蛋白（Hb）结合的能力。

肺弥散功能检查常采用弥散功能检查仪检测。弥散功能异常常见于各种肺间质性病变（如肺纤维化、肺水肿）、肺血管病变（如肺血管炎、肺栓塞）、血液病变（如贫血、血红蛋白异常）、心血管疾病（如心力衰竭）等病变。

四、支气管反应性检查

支气管反应性包括气道对外界各种刺激引起收缩的气道反应性以及对支气管舒张剂发生舒张反应的气道可逆性。分别通过支气管激发试验和支气管舒张试验进行检查。

（一）支气管激发试验

支气管激发试验通过吸入某些刺激物诱发气道收缩反应，以肺功能指标判定支气管收缩的程度,从而检测气道高反应性。磷酸组胺或醋甲胆碱(乙酰甲胆碱)现为临床上最为常用的激发剂。

在进行基础肺通气功能检查后,从低浓度(剂量)开始到高浓度(剂量)渐次吸入激发剂,继而重复检测肺功能,直至肺功能指标下降达到肺功能指标阳性标准或出现明显不适及临床症状,或吸入到最高浓度(剂量)为止。常用指标有第 1 秒用力呼气容积下降 20% 激发剂量(provoking dose which cause a fall of 20% in FEV_1, $PD_{20}FEV_1$)或第 1 秒用力呼气容积下降 20% 激发浓度(provoking concentration which cause a fall of 20% in FEV_1, $PC_{20}FEV_1$)。

支气管激发试验有助于对支气管哮喘的诊断及鉴别诊断、病情严重度的判断和治疗效果的分析;并可用于对气道疾病发病机制的研究。

(二)支气管舒张试验

支气管舒张试验是通过给予支气管舒张药物的治疗,观察阻塞气道的舒缓反应,以用于评价气道可逆性。

受检者在基础肺功能检查后吸入支气管舒张剂,再重复肺功能检查。支气管舒张试验可辅助支气管哮喘、慢性阻塞性肺疾病等阻塞性气道疾病的诊断、鉴别诊断和用药疗效评估。

目前临床常用的肺功能检查项目、方法和指标见表 1-1。

表 1-1　常用肺功能检查项目、方法及主要指标

项目	方法		主要指标
肺容积检查	慢肺活量		肺活量(VC)、深吸气量(IC)、补呼气容积(ERV)、潮气容积(VT)
	残气检测	氮冲洗法	功能残气量(FRC)、胸腔内气体容积(TGV)
		氦稀释法	
		体积描计法	
	慢肺活量 + 残气检测		残气容积(RV)、肺总量(TLC)、残总比(RV/TLC)

续表

项目	方法		主要指标
肺通气功能检查	静息通气量		每分通气量(MV)、呼吸频率(RF)
	肺泡通气量		无效腔容积(VD)
	最大自主通气量		最大自主通气量(MVV)
	时间肺活量		用力肺活量(FVC)、第1秒用力呼气容积(FEV_1)、1秒率(FEV_1/FVC)、最大呼气中期流量(MMEF 或 $FEF_{25\%\sim75\%}$)
	呼气峰流量		呼气峰值流量(PEF)
肺换气功能检查	弥散功能	一口气法（单次呼吸法）	一氧化碳弥散量(D_LCO)或一氧化碳转移因子(T_LCO)、比弥散量(D_LCO/V_A)，或 KCO^*
		重复呼吸法	一氧化碳弥散量(D_LCO)
		慢呼气法(或内呼吸法)	一氧化碳弥散量(D_LCO)
		膜弥散功能	肺泡-毛细血管膜弥散量(Dm)
	血气分析		动脉血氧分压(PaO_2)、动脉血二氧化碳分压($PaCO_2$)、动脉血氧饱和度(SaO_2)
	血氧饱和度		动脉血氧饱和度(SaO_2)、体表血氧饱和度(SpO_2)
气道阻力检查	强迫振荡法		气道阻力(Raw)、呼吸总阻抗(Zrs)、响应频率(Fres)、振荡频率在N赫兹时的阻抗(R_N)、振荡频率在N赫兹时的电抗(X_N)
	体积描记法		气道阻力(Raw)、胸肺顺应性(C)、比气道传导率(sGaw)
	口腔阻断法		气道阻力(Raw)
	机械通气阻断法		气道阻力(Raw)、胸肺顺应性(C)
支气管反应性检查	支气管激发试验		FEV_1下降率、第1秒用力呼气容积下降20%激发剂量($PD_{20}FEV_1$)、第1秒用力呼气容积下降20%激发浓度($PC_{20}FEV_1$)、激发阈值、激发时间
	支气管舒张试验		FEV_1改善率、FEV_1增加值、FVC改善率、FVC增加值

续表

项目	方法	主要指标
气体分布检查	闭合容积	闭合容积（CV）、闭合总量（CC）
	核素肺通气功能	局部通气量占全肺通气量的百分比
	胸部计算机体层摄影（CT）	局部肺容积占全肺容积的百分比、局部肺组织密度
心肺运动试验	平板运动 踏车运动 爬梯运动 手臂运动	最大运动功率（Wmax）、氧耗量（$\dot{V}O_2$）、二氧化碳产生量（$\dot{V}CO_2$）、公斤氧耗量（$\dot{V}O_2/kg$）、氧脉（$\dot{V}O_2/HR$）、无氧阈（AT）、运动时间
呼吸肌肉功能检查	力量	最大吸气压（MIP）、最大呼气压（MEP）、平静吸气压
	肌电耐力	肌电频谱图张力时间指数
	肌电	肌电频谱图
影像肺功能检查	CT	全肺体积、全肺重量、含气肺容积、平均肺体积、平均肺密度
	发射计算机断层成像（ECT）	局部肺通气量占全肺通气量的百分比 局部肺灌注量占全肺灌注量的百分比
呼出气体分析	气体浓度与分压	CO_2浓度和分压、NO浓度、CO浓度、N_2浓度等
	冷凝液分析	白介素、白三烯、前列腺素、血栓素等
	质谱分析	白介素、白三烯、前列腺素、血栓素等

注: *Krogh 常数又称为 K 因子（Krogh's factor）是以某位学者的姓名而命名的，也可表示为 KCO，其意义同 D_LCO/V_A，或称为转移系数（transfer coefficient）

第二节　肺功能检查的临床意义

肺功能检查是临床上胸、肺疾病及呼吸生理的重要检查内容，近年中华医学会呼吸病学分会发布的《慢性阻塞性肺疾病诊治指南（2013 年修订版）》《支气管哮喘防治指南（2016 年版）》《咳嗽的诊断与治疗指南（2015）》等疾病的诊治指南中，均将肺功能作为这些疾病诊断和严重度分级的重要指标，甚至是金标准。

肺功能检查作为客观的检查指标，通过不同的检查方法，从不同的侧面全方位地分析相应的呼吸生理和病理生理改变，更是呼吸疾病诊治的科学研究中必不可少的内容。对于早期检出肺、气道病变，评估疾病的病情严重程度及预后，评定药物或其他治疗方法的疗效，鉴别呼吸困难的原因，诊断病变部位，评估肺功能对手术的耐受力或劳动强度耐受力及对危重受检者的监护等方面，肺功能检查都起着十分重要的作用。

一、诊断及鉴别诊断

（一）对肺、气道疾病的早期诊断

人体的呼吸功能有巨大的代偿能力，在疾病的早期由于机体的代偿作用，往往没有临床显著的不适。同时，大多数疾病的发展是缓慢进行的，人体能够逐渐对此适应，也因此不易引起受检者的重视。

如很多吸烟受检者可能有数年甚至数十年慢性咳嗽、咳痰的症状，虽然他们会认识到这是吸烟引起的症状，但由于还没有影响到他们的生活质量，因而常常得不到重视。引起呼吸道受检者对疾病最大关注的临床症状主要是气促，或称呼吸困难。但是呼吸困难大多数是在呼吸功能损害到一定程度后才出现的。

如图 1-1 所示，肺功能损害早期，以气促指数为参数的呼吸困难评分并没有明显增加，但肺功能损害的速率在早中期下降常较晚期更为明显，而随着肺功能损害程度的日益加重，当损害达到一定的阈值时，受检者才会感觉到呼吸困难。而这时肺功能的损害已经是旷日持久了，大部分受检者的肺功能可能已经减损了 30%～50% 或更多。更为重要的是，一旦受检者出现呼吸困难后，肺功能只要轻微地继续下降，就会导致非常明显的气促加重，气促指数呈指数型上升。肺功能损害越重,则其呼吸困难越重、生活质量也越差,其恢复的可能性就越小。因此,应在疾病的早期,即在肺功能损害的早期,出现呼吸困难等症状之前及时地发现和治疗,预防疾病的不可逆进展。

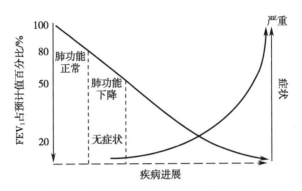

图 1-1　肺功能损害与呼吸困难的关系图
横轴代表疾病进展,左侧纵轴代表肺功能变化,右侧纵轴代表症状的变化。从左上至右下的曲线,代表随疾病进展的肺功能变化,从左下至右上的曲线,代表随疾病进展的症状变化

正因如此,国家《"十三五"卫生与健康规划》中,明确指出需"将肺功能检查纳入常规体检",并作为慢性阻塞性肺疾病(简称慢阻肺)等呼吸慢病防控的重要体系进行建设。

又如支气管哮喘(包括咳嗽变异性哮喘),在疾病的早期,其喘息症状常常不甚明显,有些病者可能只是反复地出现咳嗽,或有咳痰、胸闷。临床上这些受检者也常常被误诊为支气管炎。但如及时地对这些受检者进行支气管激发试验,了解其气道对刺激的反应性,如气道反应性明显增高,这对支气管哮喘的诊断可能有决定性的意义。我国《支气管哮喘防治指南(2016 年版)》中也特别指出对临床症状不典型的哮喘受检者,可通过支气管激发试验进行鉴别。

间质性肺疾病的早期通气障碍尚不显著时,因肺泡及间质性炎症反应可早期出现肺弥散功能障碍,对早期发现肺间质性疾病并给予早期干预意义重大。

俗话说,"病从浅中医",我们应该积极地倡导对呼吸系统疾病的早期诊断和早期治疗,而肺功能检查就是早期诊断的最重要的检查方法之一。

(二)诊断病变部位

临床上对有咳嗽、气短、呼吸困难的受检者,常常轻易地做出气管炎、哮喘等疾病的诊断,但实际病情却并不一定如此。确切的呼吸道病变部位可通过胸部 X 线片、CT、纤维支气管镜、鼻咽镜检查等做出诊断,但胸部 X 线片敏感性差、CT 检查费用较高,受检者一般不易接受,而纤维支气管镜、鼻咽镜等检查是侵入性检查,有一定的创伤性,也不易为受检者所接受。肺功能检查作为筛查项目可弥补这些缺点。

通过流量 - 容积曲线检查,能够简便快速地对是否合并有气流受限以及气流受限发生的病变部位加以诊断(图 1-2)。当流量 - 容积曲线的吸气相出现平台样改变时,往往提示是胸外型的上气道阻塞,病变位于胸廓入口以上的气道到声门之间;而流量 - 容积曲线的呼气相出现平台样改变,则提示是胸内型的上气道阻塞,病变位于胸廓入口以下的气道至气管隆嵴之间;流量 - 容积曲线显示吸气相和呼气相的后期均出现流量受限,呈双蝶形改变,则提示病变位

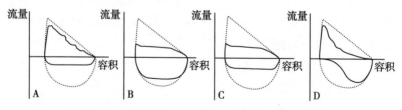

图 1-2　各种类型上气道阻塞的流量 - 容积曲线

A. 可变胸外型上气道阻塞;B. 可变胸内型上气道阻塞;C. 固定型上气道阻塞;D. 单侧主支气管不完全性阻塞

于单侧主支气管，并导致该主支气管的不完全阻塞（阻塞程度已经超过该主支气管横截面的 1/2）。流量 - 容积曲线呈呼气相高位小平台样改变，但通气功能正常，则提示病变部位可能在上呼吸道（主要是指鼻咽部）。

当然，在肺功能检查提示有气道阻塞后，需要进一步的检查以明确诊断。

（三）鉴别呼吸困难的原因

呼吸困难是一种症状，常常是胸、肺疾病受检者的一个主诉。但是引起呼吸困难的疾病却有很多。呼吸系统疾病当然是引起呼吸困难的主要疾病，但除此之外，心血管系统疾病、血液系统疾病、药物中毒以及精神情感性异常都会导致呼吸困难的出现，特别是后者近年的发病率在不断增加，其鉴别必须排除患有呼吸功能障碍的疾病。因此，肺功能检查是鉴定呼吸困难是否由呼吸系统疾病所导致的重要检查方法。心肺运动试验则对鉴别那些可能同时合并有心血管系统疾病和呼吸系统疾病的受检者呼吸困难的主因是由哪个系统的疾病所引起的有所帮助。心血管系统疾病主要表现为心血管反应异常，而呼吸反应异常则是呼吸系统疾病的主要表现。

二、病情评估

（一）严重程度评估

肺功能检查除对呼吸系统疾病的功能状况进行定性分析（如阻塞性通气障碍、限制性通气障碍、弥散功能障碍等）外，尚可对疾病损害的程度进行判断。美国胸科协会（ATS）与欧洲呼吸学会（ERS）的共同指南，以及中华医学会呼吸病学分会肺功能专业组的肺功能指南中，均将肺通气功能的损害依 FEV_1 分级。全球哮喘防治创议（GINA）对哮喘的严重程度分级，结合临床症状及肺功能的障碍程度综合判断，肺功能是重要的依据之一。同样，慢性阻塞性肺疾病（简称慢阻肺）全球防治创议（GOLD）也主要依据肺通气功能对慢阻肺进行气流受限分级。

支气管激发试验的定量分析有助于气道高反应性程度的判断、支气管舒张试验有助于气道可逆性改变及程度的判断。肺弥散功能的检查则对间质性肺疾病的严重程度判断有重要的指导意义。职业性肺病的严重程度主要依据肺功能的受损情况。

(二)评估胸腹部手术的耐受力及并发症风险

临床上,我们常常遇到一些难题困扰,如原有明显呼吸困难的慢阻肺受检者不幸又患上了肺部肿瘤,通过外科手术把肿瘤切除是治疗的首要方法,但在原来呼吸困难较为明显的情况下,他能耐受肺叶切除手术吗?能够回答这样问题的,只有通过肺功能检查,了解其肺功能的基础情况和代偿能力后,才能较为准确地评估其对手术的耐受力和可能出现的术后并发症。因此,肺功能检查目前已作为胸肺外科手术术前的必要检查项目,也是其他一些大型手术(如肾移植)等准入项目的必要检查。

术前肺功能检查对决定手术方式、手术切除范围、麻醉措施,提高术后生存质量及减少术后胸肺并发症和死亡率均有不可替代的重要作用,是判断手术可行性和决定手术范围的主要依据。选取灵敏度及特异度都高的肺功能检查指标进行综合评估,将有利于国内外医学界胸、腹部外科手术的进一步发展,也是临床呼吸内外科今后工作的重点内容之一。

(三)评估劳动强度及耐受力

对重体力劳动者的劳动强度、运动员的运动能力等进行评估,可通过静态的肺功能检查和动态的心肺运动试验综合判断。这特别对运动员的发展潜能有很好的预测作用,目前已作为科学选拔运动员的重要参考条件之一。

另外,近年来工业粉尘暴露者有所增加,硅沉着病(矽肺)等职业病的发病率在上升,而工人们维护自身权益的意识不断增强,要求做工伤和劳动能力鉴定的案例也在增加。伤残等级的判断其中重要的标准之一就是肺功能的损害程度,甚至可以说肺功能检查对职业病的诊断有举足轻重的作用。

三、指导治疗

呼吸系统疾病的治疗效果,通过症状的减少、气促的改善、咳嗽的减轻、喘息的缓解等,可以作出评估。但这些指标有些是主观感觉,有些是定性指标,难以量化。因此,寻找一些更加客观、公正而准确的方法来评估治疗的效果,进而指导下一步的治疗尤为重要。肺功能检查就是一项客观、准确的评估方法。我国《慢性阻塞性肺疾病药物临床试验规范》等指导文件将肺功能检查作为疗效评估的首要指标。间质性肺疾病如果在治疗后弥散功能有迅速和显著的改善,常常提示治疗效果良好,需持续给予积极的治疗。

四、监测

(一)监测病情的变化和预后

肺功能的损害程度与疾病的严重程度有明确的相关性,并且追踪肺功能也能反映疾病的严重程度。通气功能的监测对追踪疾病的发展或转归有很大的帮助。如哮喘患者经治疗后肺功能显著且持续地改善,说明治疗效果良好,如气道高反应性也有显著改善,说明气道炎症也得到了很好的控制。对哮喘受检者进行呼气峰值流量监测也可能有助于预防哮喘的急性发作,当发现呼气峰值流量下降明显时提示可能会出现急性加重。因此,如给予及时和积极的平喘抗炎治疗可能会预防或避免哮喘急性发作的发生甚至避免患者猝死。

有关室内外空气污染及雾霾暴露对呼吸健康的影响现在也引起了人们的关注。通过肺功能监测有助于人们加深对这些危害因素影响疾病发生的了解。

(二)对危重症患者的监护

危重受检者的监护包括许多方面,如心血管监护、血流动力学监护、肝功能监护、肾功能监护等，呼吸监护也是不可或缺的监护内容，甚至是呼吸系统疾病监护的主要内容。

呼吸监护包括呼吸频率、呼吸方式、呼吸节律、呼吸气量、呼吸阻力、胸肺顺应性、呼吸功、呼吸肌电、呼吸机送气压力、血气分析及气体交换能力等诸多内容。通过对这些肺功能参数的监测，可及时准确地反映受检者的呼吸功能状况，进而指导临床治疗方案的设定和调整，以及人工通气的建立或撤离等。

第三节 肺功能检查的注意事项

一、强化检查技术的质量控制

肺功能检查是医学计量检测，多种因素如检查仪器、检查环境、指导者素质、受检者的依从性及配合能力、检验结果的解读和分析等都可能对检查结果产生影响。因此，质量控制是避免检查结果误差、保证检查结果准确的必要措施。严格的质量控制是肺功能检查的生命线。因此必须通过培训学习和制度规范，提高临床医师和肺功能检查人员对肺功能检查质量控制重要性的认识，并在检查中贯彻实施肺功能检查的各项质量控制措施。

（一）选用合格的肺功能仪器并强制校验

对于肺功能仪器检测的主要指标如气体流量、容积、呼吸时间、气体压力、阻力以及气体成分等，其量程、精度、重复性、零位计算标准、误差允许范围等质量控制标准应符合相应的技术要求。我国已颁布有相关标准，应保证肺功能仪器的这些参数达到一定的技术质量控制标准。

仪器校准是用于保障肺功能仪器检测准确的关键程序之一，包括流量/容积校正、检测气体浓度校正和压力校正等。应使校正后的实际检测值与理论值之间的误差缩小到可接受范围，避免仪器出现过大的系统误差。仪器校准需使用特定仪器如校准定标筒或标准成分和浓度的气体。校准过程需符合规范，并对校准结果进行登记备案。

（二）创建良好的检查环境

肺功能的检查环境可对检查结果造成影响，有些影响甚至是巨大的，但却往往易被忽略。应注意以下各项因素：①实验室应有良好的通风设备，场地不宜过于窄小；②室内的温度、湿度应当相对恒定；③肺功能室内环境宜安静，因检查人员需指导及不断提醒受检者检测的动作，嘈杂的环境不利于受检者的配合，易影响检查结果。

（三）提高检查人员的素质

肺功能检查人员（医师、技师、技术员、护士等）应经过严格规范的培训并通过考核，具备呼吸生理的基础理论知识，了解检查项目的临床意义，掌握各检查项目正确的操作步骤和质量控制要求。同时，工作人员应有良好的服务态度，以取得受检者的信任与配合。在指导受检者检查的过程中应适当运用动作、语音，或配合使用动画演示来提示、鼓励受检者完成检查动作，必要时需身体力行予以动作示范。检查过程中对受检者的努力程度及配合与否应作出迅速判断，最好在检查中能实时观察受检者的流量或容积图形（流量 - 容积曲线和时间 - 容积曲线等），检查后能迅速读取数据，并判断其变异，以了解实验的重复性，保证检查结果的准确性。这一点对检查的高质量保证很重要。

（四）规范化培训肺功能检查人员

肺功能检查专业技术培训及继续教育与肺功能检查的质量密切相关，规范的专业培训会造就高质量的肺功能检查结果。一旦肺功能检查质量不佳，就会影响检查结果的可靠性，从而导致对疾病的误诊漏诊，妨碍肺功能对呼吸疾病的诊治和临床评估作用。因此，必须强调，进行肺功能检查操作及报告分析的技术员、全科医师和护士，均应接受肺功能检查的规范化培训。自 2015 年起在全国广泛开展的"肺功能检查规范化培训万里行"活动显示,经规范化培训后检查人员对肺功能检查的理论掌握、实际操作技能及结果判读水平都有非常显著的提高,应该持之以恒,提高肺功能检查的质量和临床应用水平。

(五)鼓励受检者良好的配合

肺功能检查与其他检查相比的特别之处,在于绝大多数的检查均需要受检者的良好配合,否则不能进行或检查结果不被接受。因此,在检查前技术员需耐心、仔细、全面地向受检者介绍试验的目的、方法,让受检者了解整个检测过程(步骤、方法、时间、注意事项等),以取得受检者最大程度的理解和配合。检测前让受检者在旁观摩或观看视频录像等有助于其了解试验过程和加快试验的进度,提高受检者配合的质量。

(六)制定肺功能室的工作规范和守则

肺功能室均应根据肺功能检查指南及各医疗机构的实际情况制定其"肺功能检查标准操作规程",包括仪器校准程序、肺功能检查程序、检查项目顺序、检查结果评价标准、正常参考值来源、异常数据处理原则,以及突发医疗事件处理流程等。此外,肺功能室应设有专门的登记本记录仪器的日常使用情况、系统的异常问题、处理手段以及系统硬件和软件的升级情况。肺功能仪器每天的校准报告均应存档。

(七)组建肺功能检查质量控制中心及大数据分析中心

随着肺功能大数据建设及人工智能分析技术日趋成熟,肺功能检查报告可将检查结果上传云端,进行远程分析中心判读及签发报告。这可能特别有利于协助基层医院及技术员对肺功能检查结果的解读。因此,要求技术员对物联网医学技术的熟悉和掌握,能及时和有效地上传检查结果。

目前国家科学技术部已立项通过以国家临床医学研究中心及其核心单位为基础,建立肺功能检查质量控制中心体系,并指导其网络单位,采用统一标准的检查方法和流程,对各合作单位的肺功能检查进行检查、监督、复核和指导,整体提高肺功能检查的质量,以更好地应用于临床。

二、肺功能检查结果的解读

(一)选取恰当的正常预计值

肺功能检查的结果是否正常,需与正常预计(参考)值进行比较。而选取恰当的预计值是提高正确诊断的必要措施。可参考相似条件的正常人(如年龄、身高、体重、性别、种族、工作强度等相同)或所推导的预计值,或选用其他预计值并加上适当的矫正系数。选用预计方程时应注意该方程检测的年龄范围,超过该范围误差增大。应尽量避免年龄范围的外推。如果受检者的年龄或身高超过了参照人群,在诊断时应注明。我国多中心研究协同完成的4～80岁全国肺功能正常值可供参考。

(二)结合临床准确解读肺功能检查结果

肺功能检查后即可得到检查结果,但如何评估结果并将结果和临床诊治相联系,是肺功能检查能否真正应用于临床的关键。肺功能诊断应首先回顾及评价检查的质量。目前一些肺功能仪器已有自动质量控制分析软件协助,但仍需要检查人员结合检查过程中的实际情况给出真实的判断。只依靠计算机自动给出的评价虽然较为方便,但却容易忽略质量评估。单纯依靠数据结果作出临床决定是常见易犯的错误,通过实时监测肺功能图形能准确和及时地对肺功能检查的质量好坏进行判断。结果解读结合检查图形(如流量 - 容积曲线、时间 - 容积曲线等)也能确保良好的检查质量。

如受检者此前有肺功能检查的记录,将各次检查结果进行纵向对比也是确认质量控制的一种很好的方法,同时能了解肺功能的变化情况。肺功能检查结果评估后应及时向临床医师反馈,切记不能脱离临床资料单独解释肺功能检查结果。

三、肺功能检查的安全性

（一）检查对受检者的直接影响

除食管球囊置入等少数检查外，肺功能检查大多数是非侵入性的检查，只要严格掌握肺功能检查的指征，实验技术人员经过良好的培训，使用药物方法恰当，以及对受检者病情进行密切的观察，大多数肺功能检查都是非常安全的，也因此在临床和科研中被广泛应用。但是，部分肺功能检查由于需要受检者的努力呼吸配合、吸入支气管刺激剂、剧烈运动等，也可能诱发或加重呼吸系统疾病的发生发展，给受检者造成一定的不适，应引起医护人员的重视。肺功能检查前需要了解和掌握相关检查的禁忌证，以避免或减少不良事件的发生。

由于肺功能检查有一定的危险性，因此肺功能室最好设在易于抢救受检者的地方（如靠近病房），并注意配备监护和抢救设备。

（二）肺功能检查中的交叉感染和污染

常规肺功能检查时，受检者的呼吸道须与肺功能仪器的呼吸检测管道相连接，并要求受检者从这些复杂的呼吸回路与设备中进行最大努力地吸气与呼气。检查过程常常引起受检者咳嗽，故受检者用力呼气或咳嗽时的唾液、痰、飞沫、口腔分泌物、食物残渣等极易喷洒、黏附及沉积在检查仪器的表面或呼吸回路中，造成仪器的污染。当受检者用力吸气时，又有可能把沉积在仪器内部的病原微生物吸入呼吸道，这就可能会导致交叉感染的发生。交叉感染的主要传播途径有直接接触和间接接触，最有可能通过这两种途径污染的是接口器及最接近受检者的阀门或管道表面。肺功能室工作人员和受检者均是交叉感染的高危人群。

要注意区别对待呼吸道传染性疾病受检者和易受感染人群，前者包括结核、严重急性呼吸综合征（SARS）、流行性感冒、肺部感染等，后者包括有免疫力低下或免疫抑制者如肺囊性纤维化（CF）、艾滋病（AIDS）、化疗、器官移植或骨髓移植术后等。

肺功能室和感染控制部门应提高预防意识，肺功能室应配备空气通风、过滤、消毒的设备。肺功能室要加强通风和空气过滤，工作人员注意勤洗手，定期清洗、消毒与晾干仪器，延长患者间的检查间隔时间，以及使用一次性呼吸过滤器等，这些都是有效预防肺功能检查引起交叉感染的措施。在受检者与肺功能仪器之间放置有效的呼吸过滤器，不仅可保护受检者，防止呼吸回路中沉积的微粒被吸入；同时也可保护整个肺功能仪器的呼吸回路，防止受检者呼出气中所含的微生物对仪器造成污染。尤其目前传感器安装的地方越来越接近受检者，过滤器亦可为这些易损的部分提供保护，延长其使用寿命。卫生措施应成为肺功能室每天工作常规的一部分。

（郑劲平）

参 考 文 献

[1] 穆魁津，林友华. 肺功能检测原理与临床应用 [M]. 北京：北京医科大学、中国协和医科大学联合出版社，1992.

[2] 朱蕾，刘又宁，于润江. 临床肺功能 [M]. 北京：人民卫生出版社，2004.

[3] 郑劲平，陈荣昌. 肺功能学——基础与临床 [M]. 广州：广东科技出版社，2007.

[4] 高怡，郑劲平，安嘉颖，等. 农村和基层医院推广肺功能检查技术教学模式的实践探索 [J]. 中华医学教育杂志，2011，31（5）：777-779.

[5] Miller MR，Crapo R，Hankinson J，et al. General considerations for lung function testing[J]. Eur Respir J，2005，26（1）：153-161.

[6] Miller MR，Hankinson J，Brusasco V，et al. Standardisation of spirometry[J]. Eur Respir J，2005，26（2）：319-338.

[7] Wanger J，Clausen JL，Coates A，et al. Standardisation of the measurement of lung volumes[J]. Eur Respir J，2005，26（3）：511-522.

[8] Macintyre N，Crapo RO，Viegi G，et al. Standardisation of the single-breath determination of carbon monoxide uptake in the lung[J] .Eur. Respir J，2005，26（4）：720-735.

[9] Pellegrino R，Viegi G，Brusasco V，et al. Interpretative strategies for lung function tests[J]. Eur Respir J，2005，26（5）：948-968.

[10] 中华医学会呼吸病学分会肺功能专业组. 肺功能检查指南（第一部分）——概述及一般要求 [J]. 中华结核和呼吸杂志，2014，37（6）：402-405.

[11] 中华医学会呼吸病学分会肺功能专业组. 肺功能检查指南（第二部分）——肺量计检查 [J]. 中华结核和呼吸杂志，2014，37（7）：481-486.

[12] 中华医学会呼吸病学分会肺功能专业组. 肺功能检查指南（第三部分）——组织胺和乙酰甲胆碱支气管激发试验 [J]. 中华结核和呼吸杂志，2014，37（8）：566-571.

[13] 中华医学会呼吸病学分会肺功能专业组. 肺功能检查指南（第四部分）——支气管舒张试验 [J]. 中华结核和呼吸杂志，2014，37（9）：655-658.

[14] 中华医学会呼吸病学分会肺功能专业组. 肺功能检查指南——肺弥散功能检查 [J]. 中华结核和呼吸杂志，2015，38（3）：164-169.

[15] 中华医学会呼吸病学分会肺功能专业组. 肺功能检查指南——肺容量检查 [J]. 中华结核和呼吸杂志，2015，38（4）：255-260.

[16] 中华医学会呼吸病学分会肺功能专业组. 肺功能检查指南——体积描记法肺容量和气道阻力检查 [J]. 中华结核和呼吸杂志，2015，38（5）：342-347.

[17] 中华医学会呼吸病学分会肺功能专业组. 肺功能检查指南——呼气峰值流量及其变异率检查 [J]. 中华结核和呼吸杂志，2017，40（6）：426-430.

[18] 郑劲平. 我国肺功能检测应用现状的调查和分析 [J]. 中华结核和呼吸杂志，2002，25（2）：69-73.

[19] 高怡，郑劲平，安嘉颖，等. 中国大型综合性医院肺量计检查报告质量的多中心调查 [J]. 中华结核和呼吸杂志，2010，33（4）：247-250.

[20] 郑劲平，谢燕清，高怡. 卫生部医学视听教材：肺功能检查 [DK]. 北京：人民卫生电子音像出版社，2013.

[21] 郑劲平, 高怡, 安家颖, 等. 肺功能检查教学面临的问题及改革实践 [J]. 中华医学教育杂志, 2013, 33 (6): 927-929, 951.

[22] 郑劲平, 高怡. 肺功能检查实用指南 [M]. 北京: 人民卫生出版社, 2009.

[23] 郑劲平. 肺功能检查流调相关问题浅析 // 王辰. 呼吸与危重症医学 (2010—2011) [M]. 北京: 人民卫生出版社, 2011: 363-368.

[24] 郑劲平. 我国肺功能检测应用现状的调查和分析 [J]. 中华结核和呼吸杂志, 2002, 25 (2): 69-73.

[25] Zheng JP, Zhong NS. Normative values of pulmonary function testing in Chinese adults[J]. Chin Med J, 2002, 115 (1): 50-54.

[26] 郑劲平. 肺通气功能检查图文报告解读 [J]. 中华结核和呼吸杂志, 2012, 35 (5): 394-396.

[27] 高怡. 肺功能检查培训计划及内容 [J]. 中国实用内科杂志, 2012, 32 (8): 594-596.

[28] Jian WH, Gao Y, Hao CL, et al. Reference values for spirometry in Chinese aged 4-80 years[J]. J Thorac Dis, 2017, 9 (11): 4538-4549.

[29] 郑劲平, 高怡. 2015 全国肺功能临床应用与规范化培训会议纪要 [J]. 中华结核和呼吸杂志, 2015, 38 (9): 716.

[30] 郑劲平, 梁晓林. "美国胸科学会推荐的标准化肺功能报告" 之解读和商榷 [J]. 中国循证医学杂志, 2018, 18 (3): 249-253.

[31] 国家呼吸系统疾病临床医学研究中心, 国家食品药品监督管理总局药品审评中心. 慢性阻塞性肺疾病药物临床试验规范 [J]. 中华医学杂志, 2018, 98 (4): 248-259.

[32] 梁晓林, 郑劲平. 肺功能检查研究进展 2017[J]. 中国实用内科杂志, 2018, 38 (8): 681-684.

[33] 高怡, 郑劲平. 肺功能检查的感染预防与控制 [J]. 中华结核和呼吸杂志, 2005, 28 (7): 486-488.

[34] 钟南山, 郑劲平. 应加强我国慢性阻塞性肺疾病药物临床试验的规范化 [J]. 中华医学杂志, 2018, 98 (4): 241-243.

[35] 江梅，郑劲平. 慢阻肺临床试验常用评价指标及相关统计分析方法的应用 [J]. 中华医学杂志，2018，98（4）：309-312.

[36] 郑劲平.《慢性阻塞性肺疾病药物临床试验规范》解读 [J]. 中华医学信息导报，2018，33（17）：25.

第二章 肺功能室布局、仪器设备维护及物资管理

为保证肺功能检查结果能准确地反映疾病的真实状态,肺功能检查必须达到一定的质量控制及环境要求。良好的肺功能室布局与设置是开展规范化肺功能检查的首要条件之一。

第一节 肺功能室布局及设置

肺功能室房间的大小和数量可依据检查仪器、检查对象和项目的多少,以及各医院的实际情况而配置。尽管某些区域可能在布局上有所重叠,但区域布局与设置应满足候诊、检查前准备、临床诊查、肺功能检查、结果分析报告、抢救/观察、清洁消毒、办公以及物品存储等功能要求。

一、区域布局及设置

(一)候诊区域

候诊区用于受检者检查前轮候及休息(图 2-1)。受检者在肺功能检查前 30 分钟应避免剧烈运动,并需在候诊区安静休息约 15 分钟。因此候诊区最好能配备有电视机和视频播放系统,让受检者在待检前观看检测演示录像,并根据录像提示练习检查所需的吸呼动作,以便尽快了解和掌握检测动作的要领并正确配合,从而获得可靠结果、缩短检查时间。

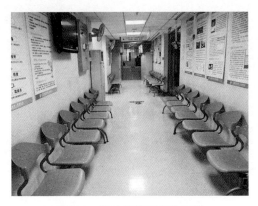

图 2-1 肺功能检查候诊区域

（二）检查前准备区域

可放置体重计、身高计等用于检测受检者人体生理学基本指标的设备，并在此区域进行检测（图 2-2）。

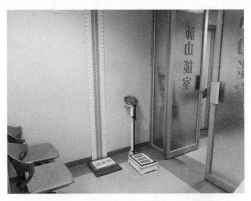

图 2-2 肺功能检查前准备区域

（三）临床诊查区域

用于肺功能医师在检查前对受检者进行问诊、体格检查，以及获取相关临床资料；主要放置阅片设备、医院信息系统，以及其他必要的临床检查或结果查询设备（图 2-3）。

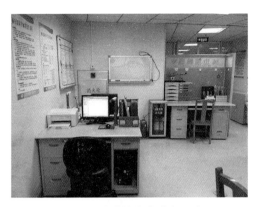

图 2-3 肺功能临床诊查区域

（四）肺功能检查区域

用于各肺功能检查项目的实施。根据检查区域的大小以及仪器设备的特性及功能，可细分为肺量计检查区域、弥散功能检查区域、体积描记仪检查区域、心肺运动试验区域、支气管激发试验检查区域、传染／感染性疾病检查区域等不同区域。

体积描记仪检查区域（图 2-4）：由于体积描记仪对检查环境，如房间的温度、压力等变化极为敏感，一般应将其独室放置，并在检查

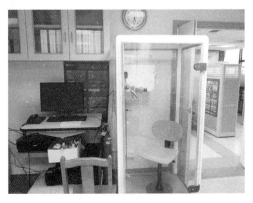

图 2-4 体积描记仪检查区域

期间尽可能地减少房门的反复开合和人员的频繁走动。

心肺运动试验区域(图 2-5):用于放置心肺功能检查仪、运动踏车、运动平板等体积较大的设备。为便于受检者的运动,且检测中常需多位操作者协同检查,故所需空间较大。

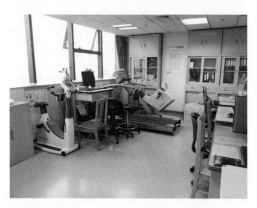

图 2-5 心肺运动试验区域

支气管激发试验检查区域:在激发过程中由于含激发试剂的气溶胶容易悬浮在空气中,易导致肺功能操作者的被动吸入,因此该区域应配备良好的通风和抽吸设备,如有条件最好能设置负压检查室。

传染/感染性疾病检查区域:检查过程中传染/感染性疾病受检者呼出的气溶胶容易引起医院内的交叉感染。因此需对此类受检者设定专属的检查区域,并应配备良好的通风和抽吸设备,甚至是独立的负压检查室。

(五)抢救/观察区域

尽管肺功能检查大多数情况下是安全的,但仍有突发不良反应或意外而需进行抢救的情况发生,如急性支气管痉挛、晕厥等。抢救/观察区域可放置诊床及相应的抢救设备和药品,便于应对各种突发情况、进行后续观察(图 2-6)。

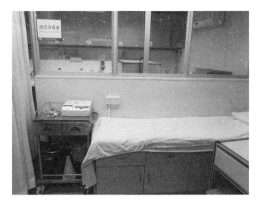

图2-6 抢救/观察区域

（六）清洁消毒区域

进行常规肺功能检查时，受检者的呼吸道必须与肺功能仪器的检测管道相连接，并要求受检者通过这些复杂的呼吸管道进行反复用力呼吸。在检查过程中，受检者还常常会出现剧烈咳嗽甚至呕吐，有的还会因为用力咬住接口器而导致嘴唇破裂出血。此外，受检者用力呼气或咳嗽时所产生的飞沫，可在肺功能室内悬浮数小时。如果飞沫中带有细菌、病毒等病原微生物，就会造成检查环境和仪器的污染。同时，当受检者用力呼气、咳嗽或呕吐时，其唾液、痰液、飞沫、食物残渣等也极易喷洒、黏附及沉积在检查仪器的表面或内部，造成检查仪器和周围物品的污染。因此，肺功能室应设置专用的清洗消毒区域（图2-7），对重复使用的接口器、鼻夹、呼吸管道、传感器、阀门和其他可拆卸的部件进行定期清洗、消毒或灭菌。

（七）办公及教学区域

肺功能室工作人员的办公及教学区域应独立设置，以提高工作效率；且应与检查区域间隔一定距离，以避免交叉感染。

（八）物品存放区域

用于存放肺功能检查所需的物品及耗材（图2-8）。

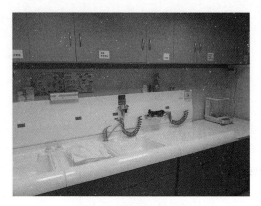

图 2-7　清洁消毒区域

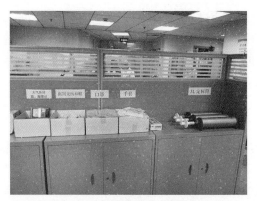

图 2-8　肺功能检查物品存放区域

二、肺功能室区域设置中的注意事项

（一）应有良好的通风设备

由于肺功能检查主要是让受检者反复做呼吸或是用力深呼吸的动作，而呼吸道传染性疾病（如结核、急性传染性非典型肺炎、流行性感冒等）可通过呼吸道传播，因此室内良好的通风可稀释空气中感染气溶胶的悬浮浓度，减少呼吸道疾病交叉感染的机会。检查室最好有窗户并且能够有新风流动。如果是中央管道送风的实验室，其通风量必须充足，空气过滤器滤网也应定期清洗。

如没有单独设置的传染 / 感染检查室，在给已知有呼吸道传染 / 感染性疾病（如肺结核）受检者做检查时，要保证在良好通风的房间或直接在住院病房里进行检测。尤其是多个传染 / 感染性疾病受检者要进行检查时，通过过滤空气和增加实验室房间的空气交换率可以大大降低交叉污染和感染的风险。传染 / 感染性疾病受检者一般安排在每天检查最后的时段进行，检查结束后应及时对使用过的管道、传感器、阀门和其他可拆卸的部件进行彻底清洁和消毒，以利于仪器的保养和维护。

（二）场地不宜过于窄小

每个肺功能室的面积应不小于 $10m^2$。受检者与操作者之间保持一定距离也是减少呼吸道疾病交叉感染的重要措施之一。另外，如果有多台肺功能仪器且场地允许，不同的检查仪最好均安排独室放置，以减少多个受检者同时检查所造成的相互影响。

（三）室内温度、湿度应当相对恒定

一方面，多数肺功能仪器对检查的环境温度、湿度有一定的要求，若超出工作范围，仪器的误差则会增大甚至不能正常工作；另一方面，宜人的温度、湿度能使受检者更为舒适，有利于其对检查的配合。因此，肺功能室应有温度和湿度控制的设备，保证检查环境参数稳定。最理想的温度为 18～24℃，湿度为 50%～70%。

（四）室内环境宜安静

因操作者需指导及不断提醒受检者的检测动作，嘈杂的环境不利于受检者的配合，易影响检查结果。无关人员不应进入肺功能室。

（五）易于抢救

肺功能室应设置在易于抢救受检者的地方，如靠近病房或急诊室。部分医院的检查室设置在功能检查科且远离病房和急诊室，将

不利于受检者的及时抢救。此外,肺功能室应配备抢救药物、设备和有经验的医护人员。

第二节　肺功能室常用仪器设备及其维护

肺功能室常用的仪器设备主要是肺功能仪器及其标化设备,两者均有其质量技术标准,并需要注意长期维护和标定。

一、肺功能仪器及其标化设备

(一)肺功能仪器

肺功能的检测仪器主要由肺量计、气体分析仪及压力计组成,通过它们的组合可测出呼吸生理的大多数指标(如肺容积、通气、弥散、呼吸肌肉力量、耗氧量、二氧化碳产生量等)。

1. 肺量计(spirometer)　肺量计在肺功能检查中最为常用,分容量检测型肺量计和流量检测型肺量计 2 种。

(1)容量检测型肺量计:有水封式和干式滚桶式 2 种,目前已较少使用,仅一些基层医院或生理实验室尚有使用。

(2)流量检测型肺量计:包括压差式流量计、热敏式流量计和涡轮式流量计等。压差式流量计的传感器在高流量检测时误差稍偏大;热敏式流量计传感器在低流量检测时线性反应稍差;涡轮式流量计的传感器会因涡轮叶片的运动惯性而影响检测的精度,但可通过电子线路予以补偿及通过系数的修正减少误差。

各种类型的肺量计流量传感器的比较见表 2-1。

2. 气体分析仪　主要用于测定气体成分(定性分析)和气体浓度或压力(定量分析)。肺弥散功能检查、氦稀释法肺容积检查或氮冲洗法肺容积检查等项目均需通过气体分析仪进行检测。

3. 压力计　是临床医学中用作呼吸肌肉力量和肺顺应性检测的仪器。

表 2-1　肺量计流量传感器特性的比较

类型	优点	缺点
压差式	准确度高 敏感度较高 漂移少 与气体导热性无关	受隔网影响，气流阻力稍大 高流量检测时误差偏大，常需电脑作矫正 受气体黏滞度影响，呼吸氦气与氮气的流量有所差异
热敏式	灵敏度较高 准确性较好 气流阻力小 不受气体黏滞度变化的干扰	易损耗 易受环境温度变化影响 污物沾染后不易清洗 随时间变化易出现基线漂移，与气体导热性有关 低流量时线性反应稍差
涡轮式	结构简便 费用低廉 不受环境温度的影响 检测精度及敏感性在可接受范围	叶轮轴承摩擦阻力及叶片惯性力影响传感器的精度 需确保无杂质阻塞转叶的自由转动
超声式	敏感度高 可靠性好 可同时检测气体流量和气体成分	需专用气流检测管

（二）标化肺功能仪器的设备

1. 环境参数计量器　用于检测实验室肺功能检查当天的温度、湿度、大气压的计量器，以标化肺功能参数，转换为正常体温 37℃、标准大气压 760mmHg 及饱和水蒸气状态（BTPS）。

2. 定标筒（calibrator syringe）　用于校准肺量计。常用有 1L 及 3L 的定标筒，推荐用 3L。

3. 标准浓度的气体　常用的有一氧化碳（CO）、氮气（N_2）、氧气（O_2）、甲烷（CH_4）等。部分标准气体可为混合气体。

二、肺功能仪器的技术要求

仪器精确是检测结果可靠的前提。肺量计检测的流量、容积、时间等指标的量程、精度、重复性、零位计算标准、误差允许范围等参数应达到一定的技术质量控制标准。

（一）肺量计的技术要求

可参考 2005 年 ATS/ERS 联合发布的《肺量计检查标准》(*Standardization of Spirometry*)和中华医学会呼吸病学分会(Chinese Thoracic Society，CTS)2014 年发布的《肺功能检查(第二部分)——肺量计检查》中提出的"肺量计技术标准"(表 2-2)。

表 2-2 肺量计技术标准

指标	范围与精确度（BTPS）	流量范围 / $(L \cdot s^{-1})$	时间 /s	阻力 / 回压 / $(cmH_2O \cdot L^{-1} \cdot s^{-1})$
肺活量（VC）	范围：0.5～8L 精确度：±3% 或 ±0.050L（取最大者）	0～14	30	
用力肺活量（FVC）	同 VC	0～14	15	<1.5
第 1 秒用力呼气容积（FEV_1）	同 VC	0～14	1	<1.5
时间零点	FEV_1 检测起点			由外推容积决定
呼气峰值流量（PEF）	精确度：±10% 或 ±0.30L/s（取较大者）重复性：±5% 或 ±0.15L/s（取较大者）	0～14		在 200、400、600L/min 流量下，平均阻力应 <2.5
瞬间流量（除 PEF 外）	精确度：±5% 或 ±0.20L/s（取较大者）	0～14		<1.5
最大呼气中期流量（$FEF_{25\%\sim75\%}$）	范围：7L/s 精确度：±5% 或 ±0.200L/s（取最大者）	±14	15	同 FEV_1

续表

指标	范围与精确度（BTPS）	流量范围/ ($L \cdot s^{-1}$)	时间/s	阻力/回压/ ($cmH_2O \cdot L^{-1} \cdot s^{-1}$)
最大自主通气量（MVV）	范围：正弦波 250L/min 精确度：在 2L 潮气量下，±10% 或 ±15L/min（取最大者）	±14（±3%）	12～15	<1.5

（二）肺弥散功能检查仪器的技术要求

肺弥散功能检查仪器应能符合一定的技术标准，可参考 2017 年 ERS/ATS 联合发布的《一口气法肺弥散功能检查标准》（*Standards For Single-Breath Carbon Monoxide Uptake In The Lung*）（表 2-3），包

表 2-3 肺弥散功能检查仪器的技术标准

项目	标准
快速气体分析仪	
一氧化碳浓度为 0～90% 响应时间	≤150 毫秒
最大非线性	不超过最大量程的 ±1%
精确度	不超过最大量程的 ±1%
5% 二氧化碳或 5% 水蒸气的干扰	一氧化碳误差≤10ppm
一氧化碳漂移	30 秒内≤10ppm
示踪气体漂移	30 秒内≤最大量程的 0.5%
流量精确度	在 −10L/s 至 +10L/s 流量范围内，不超过 ±2%
容量精确度（3L 定标筒）	不超过 ±75ml
气压压力传感器精确度	不超过 ±2.5%
质检模块 （3L 定标筒；ATP 模式；吸入 2L 测试气体）	计算范围： 肺泡通气量（V_A）在（3±0.3）L 内；$D_LCO <$ 0.5ml/（min·mmHg）或 0.166mmol/（min·kPa）
数据采集和储存	储存≥100Hz/ 频道，采集≥14 位分辨率

括肺量计、呼出气体采样系统、气体分析仪、标配测试气体和记录仪系统的技术要求。仪器的自检应该包括气路阻力、阻断阀相应敏感度、计时器等。

（三）气体法肺容积检查仪器的技术要求

1. 氦稀释法肺容积检查设备的技术要求　氦分析仪的量程范围是 0～10%，分辨率≤0.01%，95% 的响应时间≤15 秒。呼吸阀和接口器的无效腔应＜100ml。

2. 氮冲洗法肺容积检查设备的技术要求　①氮分析仪在量程范围（0～80%）应呈线性，精确度≤0.2%，分辨率≤0.01%，95% 的响应时间≤60 毫秒；②控制受试者从吸入室内空气转换为 100% 氧气的呼吸阀的无效腔应＜100ml；③在潮式呼吸吸入 100% 氧气时，氧源控制阀的触发压力应小于 0.2kPa，氧气流量应达 6L/s，阻力应小于 1.5cmH$_2$O/（L·s）。

（四）体积描记仪的技术要求

体积描记技术是一项相对复杂的测定技术，检查设备由仓体、流量传感器、口压传感器和仓压传感器等部件组成，均需符合一定的技术标准，详见表 2-4。

表 2-4　体积描记仪的技术要求

部件	技术要求
仓体	容积：500～700L
流量传感器	满足肺量计的技术标准
口压传感器	测量范围：±5.0kPa（±50cmH$_2$O） 响应频率：＞8Hz
仓压传感器	精度：±0.02kPa（±0.2cmH$_2$O） 测量范围：温度变化可引起仓压上升，故仓压传感器的测量范围需适当加大，0.5～1.0kPa（5～10cmH$_2$O）。
仓体泄漏时间	保持在 10 秒左右

体积描记仪对室内气压变化、周边振动及气体流动等因素非常敏感。选择放置体积描记仪的场地时，要特别注意避免这些干扰因素，如空调或风扇出风口等，以免影响测定结果。

三、肺功能仪器及配件的清洁、消毒及维护

重复使用的接口器、鼻夹、呼吸管道、阀门和其他的连接部分应定期拆卸下来，进行清洗、消毒或灭菌。目前常用的方法有3种。①气体消毒法：环氧乙烷等气体可用于消毒大部分肺功能检查用的塑料物品。消毒前这些物品应先用清水冲洗、晾干，注意排出管道气泡，再用胶袋封好消毒。由于环氧乙烷气体对人体有害，应小心使用，废气排放应在通风柜内进行以减少对室内环境的影响。气体消毒法效果较好，但费时费钱。②化学消毒法：可用含氯化学药剂消毒，如用1%强力消毒净浸泡30分钟。同样，浸泡前应先用清水冲洗干净管道，管道中的气泡必须排出，否则影响消毒效果。由于残余的化学药品有毒，浸泡后必须冲洗干净。一般来说，细菌和真菌适于在潮湿的环境下繁殖。因此，仪器、管道和其他连接部分在清洗、消毒或灭菌后应晾干，才可重新拼接起来，并需注意保持干燥。水封式肺量计里的水应排放出来、晾干。③超声波消毒法：利用超声波振荡杀菌技术消毒，常用于流量传感器等器件的消毒。

由于不同实验室所使用的仪器及其组成和材料有较大差异，应用同一清洁和消毒程序可能会对不同的仪器和材料造成不同的影响，因此难以在这方面提出详细的、普遍可用的标准或规范。选择方法时，既要考虑消毒是否已经足够，有无需要进行灭菌，也要比较不同方法使用的简易性与仪器的相容性及最终的费用。无论采用什么方法，都应注意制造商对材料的相容性以及每个部件在出现重大结构破坏前可消毒的次数等相关说明与警告。通常制造商应推荐肺功能仪器清洁与消毒的相关方法。

肺功能仪器价格昂贵，结构复杂，难以全部拆开进行彻底清洗

与消毒，且容易损坏；消毒后需彻底干燥才能重新装配，并必须校正才能再次用于检测受检者。整个过程比较烦琐，消耗的时间和费用较多，使仪器在一段时间内不能重新应用。而在繁忙的肺功能实验室里，每天要检测大量的受检者，一个受检者可能要进行一系列的试验，包括肺通气功能、弥散功能、肺容积的检测或对吸入性支气管舒张药物或激发剂的反应评估等，若在每个受检者之间都进行一次彻底消毒并不实际。因而应改良肺功能仪器的结构，使之易于反复安装拆卸，以方便实验室的日常应用；设计开放式的呼吸回路、尽量缩短重复呼吸的回路、减少回路无效腔及内置自动消毒设备（如内置紫外线消毒灯）等对感染预防与控制也有一定作用。有些实验室应用一种带有单向阀门的一次性接口器，这种接口器只允许呼气，不能从肺功能仪器中吸气，可防止污染仪器的病原体传播给受检者，但仅适用于单纯呼气肺活量的检测。

近年，一种新型的呼吸过滤器（图 2-9）成为许多肺功能室减少交叉感染的方法之一。在受检者与肺功能仪器之间放置一个有效的呼吸过滤器，不仅可保护受检者，防止呼吸回路中沉积的微粒被吸入；同时也可保护整个肺功能仪器的呼吸回路，防止受检者呼出气中所含的微生物对仪器造成污染。尤其，目前传感器安装的地方越来越接近受检者，过滤器亦可为这些易损的部分提供保护，延长其使用寿命。

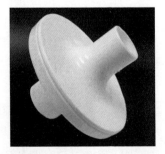

图 2-9 肺功能检查专用呼吸过滤器

呼吸过滤器主要由外面的铸型硬壳和中间的过滤介质组成。目前，肺功能检查中常用的呼吸过滤器的过滤介质主要是一种由三层聚丙烯组成的驻极合成纤维。聚丙烯是一种疏水材料，不利于真菌、细菌和病毒的生长。驻极合成纤维，是一种新型的人造纤维，其表面包埋了大量正电荷和负电荷,这些纤维编织成席网状,兼有机械阻隔与静电吸附细菌、病毒等微粒的作用。选用呼吸过滤器时需注意其阻力及无效腔的大小,推荐使用能高效过滤但阻力小、无效腔容积小的过滤器。

第三节　肺功能室物资管理

肺功能室的建立除了需要配置肺功能仪器及其标化设备外,还需要储备和管理与检查相关的实验物资。

一、试验药物及吸入装置

(一)试验用制剂或药物

1. 支气管激发剂　用于支气管激发试验,了解受检者的气道反应性。常用的直接引起气道痉挛的激发剂有二磷酸组胺和乙酰甲胆碱;通过诱发气道炎症因子释放而间接引起气道收缩的激发剂有高渗盐水(4.5% NaCl)、一磷酸腺苷等。

2. 支气管舒张剂　用于检测受检者阻塞气道的可逆性改变。常用的吸入舒张剂有短效 β_2 受体激动剂如沙丁胺醇、特布他林,M胆碱能受体拮抗剂如异丙托溴铵、复方异丙托溴铵等,剂型有定量气雾吸入剂、吸入粉剂和雾化吸入溶液。

(二)吸入装置

用于递送支气管激发制剂或舒张药物。常用的吸入装置有:①简易手捏式雾化吸入器;②射流雾化器;③吸气流量触发同步自动雾化器;④超声雾化器;⑤干粉吸入器;⑥定量气雾吸入器;⑦储雾罐等。

二、监护及抢救设备

由于用力肺活量检查、最大自主通气量检查、支气管激发试验等均可诱发支气管痉挛,严重时可诱发或加重缺氧,出现生命危险,因此肺功能室应常备监护及抢救用品。

1. 监护用品 包括听诊器、血压计、血氧饱和度计、心电图机等，后两者视实验室的规模而设置。

2. 抢救用品

（1）支气管舒张剂及雾化吸入装置：支气管舒张剂及雾化吸入装置的选用如上述，最好能配有射流雾化装置及 $β_2$ 受体激动剂。

（2）氧气和吸氧设备（如氧气鼻导管、面罩等）：对缺氧的受检者应给予氧气吸入。

（3）其他急救用品：如注射器、消毒液、肾上腺素、地塞米松等。

三、其他用品

1. 身高、体重的量度工具 肺功能各项指标的正常参考值，均需根据受检者的身高和体重来计算。特别是儿童，身高和体重变化比较快，每次复查肺功能都应重新量度身高和体重。身高的量度应避免用软尺或拉杆式标尺，特别是后者，在很多实验室较常用，因拉杆式的固定环容易松脱。建议用硬尺固定在墙上量身高，以减少标尺使用失误导致的误差。量度身高的工具需精确到 0.5cm。量度成人体重的工具需精确到 0.5kg，量度儿童体重的工具应精确到 0.1kg。

目前数字化体重计及身高计等电子设备已应用于临床，检测后的数据可直接传输到肺功能仪器上，可减少数据重复录入所需的人力物力并保障数据的同步准确录入，避免录入错误，值得推荐。

2. 阅片箱 用于阅读受检者的胸部 X 线片或 CT 片，因肺功能检查需结合一些临床症状和资料作出判断分析。

3. 医院电子信息系统 当今医院信息化进程日新月异，肺功能室应同步配备医院信息系统（hospital information system，HIS）、实验室信息系统（laboratory information system，LIS）、影像信息系统（picture archiving and communication systems，PACS）、电子数据记录系统（electronic data capture system，EDC）等，以便及时了解受检者

的相关医学信息状况,对临床诊治有更准确的帮助。

4. 室内空气调节及过滤清洁设备　用于保证检查室恰当的工作环境,如空调器、暖风机、抽湿机、湿化器、空气过滤器、紫外线消毒灯等。

5. 节拍器　用于指导配合欠佳的受检者的呼吸节律,如最大自主通气量检测等。

6. 医疗废物桶　用于放置检查过程中废弃的医疗物品,如接口器、呼吸过滤器、手纸、防污手套等。医疗废弃桶应粘贴显著的废弃物标志,并按相应医疗废物处置方法处理。

(谢燕清)

参 考 文 献

[1]　郑劲平,谢燕清,高怡. 卫生部医学视听教材:肺功能检查 [DK]. 北京:人民卫生电子音像出版社,2013.

[2]　宋元林,李丽. 肺功能检查交叉感染预防和控制 [J]. 中国实用内科杂志,2012,32(8):601-604.

[3]　高怡,郑劲平. 肺功能检查的感染预防与控制 [J]. 中华结核和呼吸杂志,2005,28(7):486-488.

[4]　中华医学会呼吸病学分会肺功能专业组. 肺功能检查指南(第一部分)——概述及一般要求 [J]. 中华结核和呼吸杂志,2014,37(6):402-405.

[5]　Pellegrino R,Viegi G,Brusasco V,et al. Interpretative strategies for lung function tests[J]. Eur Respir J,2005,26(5):948-968.

[6]　高怡,郑劲平. 肺功能检查仪器选用及日常维护 [J]. 中国实用内科杂志,2012,32(8):597-600.

[7]　朱蕾,李丽. 常规肺功能的检测仪器和检测原理 [J]. 中华结核和呼吸杂志,2012,35(2):158-160.

[8]　中华医学会呼吸病学分会肺功能专业组. 肺功能检查指南(第二部分)——肺量计检查 [J]. 中华结核和呼吸杂志,2014,37(7):481-486.

[9]　Miller MR，Hankinson J，Brusasco V，et al. Standardisation of spirometry[J].
　　　Eur Respir J，2005，26（2）：319-338.

[10]　郑劲平，高怡. 肺功能检查实用指南 [M]. 北京：人民卫生出版社，2009.

[11]　郑劲平，陈荣昌. 肺功能学——基础与临床 [M]. 广州：广东科技出版社，
　　　2007.

[12]　朱蕾，刘又宁，于润江. 临床肺功能 [M]. 北京：人民卫生出版社，2004.

[13]　国家质量监督检验检疫总局. 中华人民共和国国家计量技术规范——肺
　　　功能仪校准规范：JJF 1213—2008[S]. 北京：中国计量出版社，2009.

[14]　中华医学会呼吸病学分会肺功能专业组. 肺功能检查指南（第三部分）——
　　　组织胺和乙酰甲胆碱支气管激发试验 [J]. 中华结核和呼吸杂志，2014，
　　　37（8）：566-571.

[15]　Global Initiative for Asthma（GINA）. Global strategy for asthma management
　　　and prevention. Updated 2020[EB/OL].（2020-04-06）[2020-04-26]. http://
　　　ginasthma.org/.

[16]　中华医学会呼吸病学分会肺功能专业组. 肺功能检查指南（第四部分）——
　　　支气管舒张试验 [J]. 中华结核和呼吸杂志，2014，37（9）：655-658.

第三章 肺功能室组织架构、人员岗位设置及职责

肺功能检查是一门医学计量检查技术,准确的检测数据能够反映受检者身体或疾病的真实状况,而建立一个有检查质量保证的肺功能室具有重要意义。良好的组织架构和明晰的岗位职责有助于肺功能室的建设管理。

第一节 组 织 架 构

目前肺功能室在不同的医院其组织架构设置有所不同,有些检查室设置在呼吸科,有些检查室设置在功能检查科,两者各有利弊。

一、归属呼吸科管理

设置在呼吸科者多由呼吸科主任统领,指派呼吸专科医师负责检查报告的签发,更有利于对检查中发现的特殊问题结合临床专业知识进行解读,有利于呼吸学科发展及与呼吸相关学科的交流,有利于对呼吸疾病的追踪随访。目前大多数三级综合医院及呼吸专科医院都将肺功能室设置在呼吸科,部分先进科室还将肺功能检查作为重要亚专科予以重点建设和培养。

二、归属功能检查科管理

也有部分医疗机构将肺功能室归入医院功能检查科室予以管理,与心电图、B超、神经电生理等功能科室置于同一区域,功能检查室人员交互使用。这对部分检查项目或例数不太多、单一设置肺

功能检查专业人员工作量不饱和的医院,可以提高检查人员的工作绩效,哪项检查缺乏检查人员时可相互支援补充。但由于这些检查人员非专科人员,多没有经过呼吸专科培训,对呼吸生理了解不够深入,应对某些规范性的检查还能胜任,但对于呼吸生理病变比较复杂的病例的肺功能检查结果,尚有不足。

因此,建议对于呼吸专业要求较高的医院,肺功能室的管理部门置于呼吸科统一管理更为妥当。

三、单独建立肺功能科

目前小部分对肺功能检查较为重视的医院已将肺功能检查单独设置为肺功能检查科,这便于科内人员的组织管理及绩效考核,但同时需注意与呼吸、胸外等其他学科的联系沟通。

第二节 岗 位 设 置

肺功能室最重要的任务是进行肺功能检查,除此以外,还承担检查结果的诊断评估、检查结果的归档保存、检查过程中出现不良事件或突发意外的处理及应急治疗、检查仪器的保养维护、肺功能室的清洁消毒、肺功能检查进修人员的指导培训等工作。肺功能室依其规范化培训及检查工作量的大小配备相应的工作人员,但需要明确各级人员的岗位设置,以便更好地理清职责。规范化培训、进修、实习、见习等流动人员也需纳入规范化的人员管理当中。

岗位设置如图3-1所示。

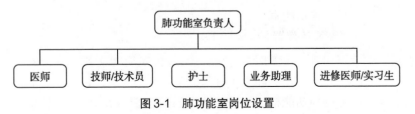

图 3-1 肺功能室岗位设置

第三节　人员职责

负责肺功能检查及其结果的分析评估的人员需要掌握一定的呼吸生理知识，因此最好能够配备熟悉呼吸专业的医师、技术员、护士等相关人员。由于多数肺功能检查需要受检者的积极配合，而受检者的文化背景和受教育程度及理解能力各不相同，有时需要向其多次重复示范说明，因此要求操作人员有足够的耐心及良好的语言表达及示范能力，明确肺功能室人员的职责有利于肺功能检查工作的开展。但需注意，不同医疗机构的规模与承担的临床科研等工作任务不一样，故肺功能室的人员编制是根据所承担的任务来设置的，部分机构的人员编制和职责可能有重叠，需根据各单位的实际情况予以调整。

一、负责人职责

肺功能室负责人需要具备较好的学科专业知识，了解学科发展的最新动态，具有较好的团队领导能力，根据医院及科室的特色做好肺功能室的工作规划和顶层设计，并带领肺功能室团队实现规划目标。同时，也应具备良好的沟通、协调以及包容能力。能够让团队成员信服，促进团队的合作，这对肺功能室的发展将起到积极的推动作用。

具体岗位职责包括：

1. 负责组织肺功能室的医疗、教学、科研工作。

2. 负责肺功能室的布局设计、拟开展项目及相关仪器设备和技术的引进等总体部署。

3. 参加和指导下级和／或进修医师（实习生）进行仪器操作、检查报告的质量控制与诊断解读等工作。

4. 主持肺功能检查报告的讨论、检查、修改，审签下级医师和／

或进修医师的诊断报告。

5. 组织相关业务人员学习并应用国内外肺功能检查先进技术，积极申报并开展科研项目。

6. 负责制定、修改和监督执行肺功能室的各项规章制度和技术操作常规，检查日常工作运营秩序，规避差错。

7. 处置其他突发事件。

二、医师职责

肺功能室医师应具备呼吸系统疾病的临床基础知识与基本操作技能，熟悉呼吸生理的基础理论知识和临床诊治，具备应急及抢救技能；应掌握肺功能检查相关的项目，熟悉各项肺功能检查指标及其临床意义。能够熟练分析与评估肺功能检查报告。

具体岗位职责包括：

1. 接诊受检者，了解病情及进行相应的体检，向受检者解释有关的检查项目，依据病情特点决定应该进行的检查项目和流程，向受检者说明有关注意事项，并取得受检者的知情同意。

2. 指导或协助技术员对疑难病患、依从性不佳的受检者进行肺功能检查。

3. 分析并评估肺功能检查结果，签发检查报告。

4. 处置肺功能检查过程中突发的医疗事件。

5. 负责与临床医师的沟通，参与临床肺功能疑难病例的讨论和指导。

三、技师 / 技术员职责

技师 / 技术员也需要具备基本的呼吸生理基础理论知识，了解并熟识检查项目的临床意义，掌握各检查项目的正确检查步骤、标准操作规程及质量控制要求。应有良好的服务态度与较强的沟通能力以取得受检者的信任与配合，在指导受检者检查时能够使用恰当的语言和肢体动作提示受检者配合检查。

具体岗位职责包括：

1. 肺功能检查前的仪器设备、检查试剂等准备。

2. 肺功能仪器的标化并确认满足检查质量控制要求。

3. 肺功能检查的常规操作。

4. 肺功能检查结果的打印、整理、归档、备案及上报。

5. 肺功能仪器的清洁保养，接口器及管道的消毒。

6. 肺功能仪器的故障记录及上报、联系维修。

四、护士职责

部分医院因受人力资源的限制，可能由护士承担检查技师或检查技术员的工作，此部分的工作能力及职责如前一部分（技师/技术员职责）所述。

此外，护士也有其护理工作方面的具体职责，包括：

1. 配合医师对受检者的诊疗活动，如问诊、简易体检、复习相关检查及诊疗随访结果等。

2. 做好肺功能室的抢救器械与药物的管理。

3. 掌握紧急抢救技能，必要时协助医师对受检者突发情况的紧急抢救和病情观察工作。

4. 协助保管和登记肺功能室内各种仪器设备。

5. 协助管理肺功能检查设备与耗材。

6. 协助医师随访。

五、业务助理职责

业务助理主要负责协助科室负责人管理科室业务。业务助理是具体协调科室事务和实现科室有序管理必不可少的岗位；是为肺功能室提供后勤服务、为一线临床工作者提供必要协助的岗位。业务助理素质的高低和处理业务的综合能力直接影响肺功能室的有效管理和科室形象。

具体岗位职责包括：

1. 协助科室负责人完成科室日常行政事务的组织与管理。

2. 协助进行肺功能室各项管理规章制度的修订、监督与执行。

3. 协助进行肺功能室绩效管理和人员考勤工作等。

4. 协助科室负责人进行内务、安全管理，为其他部门提供及时有效的协调对接。

5. 做好肺功能室业务会议及各项培训工作的会前准备、会议记录和会后内容整理等会务工作。

6. 负责肺功能室的快件及传真的收发及传递。

7. 负责肺功能室的物资申报和管理。

8. 做好肺功能室材料收集、档案管理、文书起草等工作。

9. 对外相关部门联络接待，对内接待来访、接听来电、解答咨询及传递信息工作。

六、进修、实习人员职责

1. 在进修期间（实习期）须遵守科室各项规章制度（包括医院进修／实习生工作管理制度、考勤制度、病历书写制度等）、医疗常规。服从上级的工作任务安排，培养良好的服务态度和工作作风。

2. 在上级医师指导下，参与或协助肺功能检查操作（肺功能室常规开展的项目有：肺通气功能检查、最大自主通气量检查、支气管舒张试验、支气管激发试验、肺弥散功能检查、肺容积检查、气道阻力检测和心肺运动试验等）并认真做好各项检查记录。

第四节　人 员 管 理

规范、有效的人员管理是肺功能室工作正常运行的重要保障。根据相关管理办法，坚持执行考勤制度和做好公平、公开的绩效考核制度等,均为肺功能室开展工作的重要管理措施。

一、肺功能室工作人员管理

考勤管理是科室管理的重要部分之一,肺功能室需设置考勤员(可兼职),负责考勤登记和统计。考勤员须熟悉医院的有关制度,如实考勤。如发现虚报、谎报、瞒报,应视为考勤员及相关负责人的工作失职。考勤员应认真负责记录肺功能室人员的出勤或缺勤情况,并于每月规定时间汇总到人事部门,网上提交考勤需科室负责人审核后提交或下载纸质版考勤表由科室负责人签字保存。

肺功能室人员休假须事先提交书面申请,按审批权限经批准的假期方为有效。请假者不得随意超假,因特殊原因不能按期上班的,须提前办理续假手续,考勤员依照请假单记录考勤情况。如职工休年休假必须事先向肺功能室负责人请假,严格执行国家颁布的《职工带薪年休假条例》,征得同意后方可休假;职工因病不能正常工作需要休假的,需持医院保健科审核盖章的病假证明方可请假,急诊患者或有特殊情况不能事先请病假者,事后要及时办理补假手续。职工参加国内外学术会议、学术活动或学习培训须经医务部门、科研部门及主管领导根据医院规定审核批准。

加强肺功能室人员绩效管理,注意考核与岗位的有效融合,对不同职责岗位人员的考核内容、考核指标要差异化制订,注意技术难度、劳动强度、专业特点、职责岗位和风险系数等多方面因素,实现全面、综合性考核。肺功能室可设置绩效管理员(可兼职),绩效管理员可根据肺功能室各种岗位工作综合情况制订合理、公平的绩效管理指标和科室月计划和/或年度计划,做好绩效考核管理的数据登记,以月和/或年为单位向相关财务管理部门报备。

二、进修、实习等流动人员管理

1. 肺功能室定期进行培训活动,认真学习相关培训内容,务必保护受检者隐私和专科领域知识产权。未经科室负责人同意，不可在科室内进行拍摄，不可私自拷贝、翻查其他电脑中的文件和资料，一经发现将作劝退处理。

2. 在进修（实习）期末须参加进修 / 实习考核评估。进修（实习）时间满 3 个月者，可在学习结束前一周申请进行操作考核和理论考核（闭卷）。其中操作考核包括操作成绩（占 40%）和平时成绩（占60%，由带教医师以出勤、质量控制和总体表现予以评价）。

（张冬莹　郑劲平）

参 考 文 献

[1] 崔君清，李珂. 关于岗位职责落实措施的探讨 [J]. 企业改革与管理，2017（24）：63.

[2] 佚名. 卫生部医管司修订医院工作制度与人员岗位职责 [J]. 中国药房，2010，21（41）：3902.

[3] 吴辉. 关于二级站科室划分及监测岗位职责的设想 [C] // 中国环境科学学会. 2014 中国环境科学学会学术年会论文集. 北京：中国环境科学出版社，2014.

[4] 董欣. 浅谈绩效管理在医院人力资源管理系统中的应用 [J]. 中国管理信息化，2019，22（1）：111-112.

[5] 李青. 探讨绩效管理在医院人力资源管理系统中的应用 [J]. 中国集体经济，2018（9）：111-112.

[6] 陈建芸. 基于精细化管理模式下的考勤管理探讨 [J]. 办公室业务，2016（1）：45-46.

[7] 林伟妹. 浅谈医院考勤管理工作若干经验及设想 [J]. 人力资源管理，2018（5）：349.

第四章　肺功能室管理规章制度

第一节　工作制度总则

一、目的

肺功能学科建设与规范化管理作为医院科学管理的一部分,其中肺功能室管理制度及内涵建设是促进肺功能专业学科发展的基石。通过规范化、标准化、精细化管理流程与制度,提高肺功能检查从业人员的职业素养和医疗服务水平。

二、范围

肺功能室管理规章制度适用于各级各类医疗机构肺功能室。

三、内容

本制度共涉及医疗安全、生物安全、医疗设备及耗材管理、不良事件及危急值报告制度、培训、考核与督导制度、科研与临床沟通等15节内容。

四、职责

作为参照范本指导各级肺功能室标准化制度建设,为肺功能从业人员在检查工作中的行为规范提供准则。

第二节 检查查对制度

在肺功能检查规范中建立"查对制度"是为医疗安全服务，杜绝医疗事故，减少差错发生。要求在肺功能检查过程中严格执行，做到检查前、中、后三级查对，明确检查目的、检查项目，了解临床要求。

一、检查前

查对受检者信息，包括：姓名、性别、年龄、科别、床号、住院号、门诊号、肺功能检查登记号、吸烟史、用药史（特别是影响肺功能检查结果的药物名称、给药途径及剂量、给药时间等信息）、检查目的、检查项目、注意事项等。

二、书写诊断报告时

查对受检者信息：姓名、性别、年龄、科别、床号、住院号、门诊号、肺功能检查登记号、审核检查结果等。

三、发送报告时

查对受检者信息：姓名、性别、年龄、科别、病区等。

第三节 预约登记制度

预约登记工作，是医疗服务质量的一个重要窗口。通过预约登记可合理安排检查顺序、准确预测检查数量、减少检查等候时间，提高工作效率。要求预约登记人员文明礼貌，热心接待，耐心细致地解答受检者的问题，协调维持良好的检查次序。

1. 预约登记人员认真审核申请单，核对受检者信息，了解检查目的、检查方法。

2. 根据受检者病情轻重缓急、申请单先后顺序以及检查仪器使用情况，酌情预约安排检查。

3. 分时段预约，并向受检者（或陪同家属）知情告知，仔细交代检查前的注意事项，如：无须禁食、禁水，注意避免吸烟及剧烈运动、避免使用影响检查结果的药物等，派发知情同意书等。

4. 特殊项目检查如心肺运动试验、支气管激发试验等要求受检者携带必要的辅助检查单，如心电图、胸片等，或通过查阅门诊或住院病历和医院信息系统等，了解用药史、过敏史等相关情况。

5. 对预约检查受检者进行排序、登记、编号。

6. 对预约过期者另行安排。

第四节　肺功能检查消毒、清洁及交叉感染防控制度

肺功能检查有直接或间接导致交叉感染的潜在危险性。肺功能室应纳入医院感染控制管理范畴，并严格执行有关医院感染管理的法律法规及技术规范[如《医院感染管理办法》(卫生部令第48号)等]，加强消毒管理[依据《消毒管理办法》(国家卫计委令第18号)、《医院消毒卫生标准(GB 15982—2012)》等]，有效预防和控制医院感染，提高医疗质量，保证医疗安全，努力降低医院感染的发生率。结合肺功能检查的特点制定本制度。

一、人员管理

1. 成立肺功能室感染管理小组负责本室院内感染管理的各项工作，定期对环境卫生、消毒效果进行监测、汇总、分析；对存在的问题及时制订整改措施，并督导实施。

2. 肺功能检查从业人员需要定期接受消毒技术规范培训，并在培训登记表中作消毒技术培训记录。

3．进入室内的工作人员要求衣帽整洁，在检查操作中要求佩戴口罩。

4．执行手卫生制度，在直接接触污染物（如受检者使用过的接口器、鼻夹、连接管道及阀门等）时应戴清洁手套，并注意洗手和进行手消毒。

5．严格遵守肺功能室消毒制度。

6．接受医院感染管理部门定期消毒质量监督检查。

二、环境清洁消毒管理

1．肺功能室环境布局合理，要求检查区内有良好的通风设施。

2．清洁区、污染区分区明确，标志清楚。

3．消毒产品符合国家有关规范、标准和规定。

4．有流动水洗手设施或手消毒设备。

5．室内环境空气与物体表面清洁与消毒方法

（1）室内环境空气：采用自然通风和／或用空气消毒机（有人时），保证检查场所的空气流通和换气次数，或工作结束时用紫外线灯照射等方式消毒，每日2次。

（2）环境地面和物体表面：保持清洁，无明显污染情况下采用清水擦拭，地面湿式清扫，清洁剂拖地每日1～2次，保持干燥。当遇到明显污染时，则采用250～500mg/L的含氯消毒剂及时进行消毒处理。

（3）使用后的布巾应清洗消毒，干燥备用。

三、细菌过滤器、接口器使用规范

1．肺功能检查时按要求使用细菌过滤器及接口器，做到一人一用，不得二次使用。

2．采购一次性细菌过滤器时，必须按国家有关规定并经医院感染管理等部门审核通过方可使用。

3. 采购和使用一次性细菌过滤器需建立出入库登记,在清洁干燥环境妥善保管,有效期内使用。

4. 使用后的细菌过滤器按《医疗废物管理条例》(国务院令第380号)规定处置。

四、肺功能仪器清洁消毒方法

1. 肺功能仪器外表面(包括工作台车、操作键盘、体描仪、支臂架等)用清洁布巾每日擦拭一次。

2. 有污染时,需用75%医用酒精或含氯消毒液(500mg/L的含氯消毒液)擦拭。

3. 使用的空气过滤器或过滤膜(如激发试验)要定期更换。

五、传感器消毒方法

由于肺功能检查时要求通过呼吸检测管道与受检者连接,故受检者呼出的气体,甚至用力呼吸时的唾液等可污染呼吸管道及室内其他物品,易于导致交叉感染的发生,因此呼吸回路及传感器的清洁消毒非常重要(可拆卸的流量传感器应根据厂家操作指导进行清洗、消毒)。

1. 最小化拆卸气路组配件　传感器(压差式、涡轮式或其他)、弯型接管、硅胶连接管、鼻夹。

2. 浸泡法消毒流程　遵循先清洗后消毒的处理流程。

(1)预清洗:将拆卸后的传感器等部件用流水清洗,以去除表面污渍。压差式传感器金属筛网应采用蒸馏水进行初洗,禁止用自来水清洗,以免水垢沉积在筛网上造成网孔堵塞。有条件的单位,可把各个筛网依次插入特制的筛网清洗金属架中,再把整个金属架放入超声振荡器中,定时30分钟,进行振荡清洗。

(2)酶洗:参考多酶洗液的说明书,按比例稀释酶洗液。将待洗的仪器配件放入稀释的酶洗液中浸泡30分钟,再用自来水冲洗干净。对于筛网式传感器，需用蒸馏水来稀释酶洗液，并用蒸馏水冲洗干净，且禁止用刷子刷洗，以免破坏筛网的结构。尤其需要注意的是：筛网网孔特别细微，如果酶洗液冲洗不干净，部分残留在筛网上，则易于导致网孔堵塞，影响仪器性能。如果已使用一次性肺功能专用呼吸过滤器，可过滤绝大部分的组织污染物，则可选择不进行酶洗。

（3）消毒：清洗后的传感器部件浸没于装有含氯消毒剂溶液的容器中（含有效氯 500mg/L）加盖，浸泡 15～30 分钟。金属筛网会被含氯消毒剂腐蚀，故建议用 75% 酒精浸泡 30 分钟。部分易老化的塑料或橡胶圈等器件需另行放置和消毒，避免用消毒剂浸泡，以免器件老化影响仪器性能或导致密封性受损。

（4）冲洗：用流动自来水冲洗 30 分钟。涡轮式传感器需放在注满清水的器皿中静置 30 分钟，不能放入流水中冲洗，以免损坏涡轮的螺旋桨。压差式传感器的金属筛网不能用自来水冲洗，需用蒸馏水冲洗。

（5）干燥：取出各配件铺在一次性无菌巾上晾干，待干燥后储存于专用盒内。

3. 消毒时限 如果使用一次性呼吸过滤器，至少每周消毒 1 次，并依据受检者的数量而增加消毒次数，受污染后即刻进行清洁消毒处理。

六、消毒记录

建立消毒登记本（见本章第十四节表 4-1），及时和详细记录消毒日期、消毒物品、消毒方式、消毒时间、执行者签名及备注等相关信息。

七、维护保养

建立医疗设备日常使用记录本、故障维修登记本、维护保养登记本（见本章第十四节表 4-2、表 4-3），每年或定期由设备工程师对肺功能仪器进行除尘、维护、保养。

八、呼吸道特殊感染检查的消毒方法

1. 对诊断明确的呼吸道特殊感染受检者如开放型肺结核、流行性感冒等受检者暂缓肺功能检查。

2. 疑似呼吸道特殊感染者因临床诊断治疗需要检查时建议使用专用仪器隔离检查，医护人员应做好个人防护。

3. 尽可能安排在每个工作日的最后时段检查。

4. 使用易于清洗和消毒的仪器来检查。

5. 使用一次性呼吸过滤器。

6. 室内加强通风，检查结束后即刻进行环境、仪器清洁消毒。

第五节　诊断试剂及药品管理

在肺功能检查过程中涉及诊断检查试剂和诊断治疗用药，对试剂和药品的管理是提高医疗质量、保证受检者安全的重要环节，为加强管理制定本制度。

1. 严格执行《中华人民共和国药品管理法实施条例》（国务院令第 360 号）、《医院药剂管理办法》（卫药字〔1989〕第 10 号）及国家各类有关药品管理的政策和规定。

2. 肺功能检查诊断试剂应为国家批准生产和使用的试剂和药品（或获批进口产品）。

3. 肺功能室各级人员不得自购、自销各类药品和诊断试剂盒。

4. 采购、申领诊断试剂和药品时严格执行医院药事管理相关制度和流程。

5. 诊断试剂盒及药品做到专人、专柜、专账管理；严格执行使用登记签字制度，做到账物相符。

6. 药品试剂储存应严格按照试剂说明书储存方式进行储存和有效期内使用。药物标识清楚，分类存放，定期盘点。应远离强光、辐射、易燃易爆等危险区域。

7. 具有一定危险性的试剂药品必须贴有完整清晰的警示标志，严防误用。

8. 使用中出现不良事件及隐患时应按流程上报医院管理部门。

9. 试剂和药品使用人员要经过本部门的使用前专项培训，熟知药物的理化特性、临床应用范围、不良反应、应急预案、储存方式等。

10. 开展新技术、新项目进行人体药物试验时，需要获得医疗机构以及医学伦理委员会的批准，并取得受检者知情同意，且具备开展药物试验的人员资质和实验室条件后方可实施。

第六节　医疗废物管理制度

为了加强医疗废物的安全管理，防止疾病传播，保护环境，保障人体健康和医疗安全，根据《医疗废物管理条例》（国务院令第380号）和《医疗卫生机构医疗废物管理办法》（卫生部令第36号），制定本制度，要求严格做好肺功能检查所产生医疗废物的分类、包装、交接登记等工作，严格执行医疗废物处理规定，不随意丢弃、倾倒、堆放、使用、买卖医疗废物。

一、医疗废物实行分类管理

1. 严格按照感染性废物、病理性废物、损伤性废物、药物性废物、化学性废物分类收集。

2. 由医院将分类收集的医疗废物统一集中处置。

3. 盛放医疗垃圾的容器规格要符合标准，密封带盖、防渗漏；用黄色医疗垃圾袋、利器盒等分类包装。

4. 医疗垃圾容器有警示标志，严禁医疗垃圾混入生活垃圾中。

二、医疗废物包装、储存、运输管理

1. 装有医疗废物的容器满度不能超过 3/4, 有效封口。

2. 包装袋污染和破损时及时外套一层。

3. 医疗废物收纳存放区应与检查区保持一定间距。

4. 颜色区分, 分类包装。

5. 配制支气管激发试验试剂所用的注射器, 属于无污染的损伤性废物。

6. 各种利器要放入利器盒内, 其他医用垃圾放入黄色垃圾袋内。

三、医疗废物登记管理

1. 严格执行与医疗废物管理专职回收人员当面交接的管理规定。

2. 记录医疗废物名称、数量、产生地、产生日期、交接时间、经办人签字。

四、受检者排泄物管理

对受检者在检查中产生的排泄物如痰液等, 应提供卫生纸并嘱其包裹痰液后再弃至医疗废物垃圾塑料袋中。

五、一次性医用垃圾管理

1. 受检者在肺功能检查中使用过的细菌过滤器、接口器, 肺功能室医护人员使用后的一次性口罩、手套、帽子等, 属于感染性废物。要严格按照一次性医疗废物处置。

2. 严禁私自转让和买卖, 防止重复使用。

六、收集包装医用垃圾时的个人防护

从事医疗废物收集、运送、贮存、处置等工作的人员应当采取有效的职业卫生防护措施,例如:戴口罩、手套和帽子,必要时穿隔离衣,严格执行手卫生消毒。

第七节　肺功能室仪器设备管理制度

为了规范和加强医院医学装备管理,促进医学装备的合理配置、安全与有效的利用,充分发挥使用效益,保障医院医疗、教学、科研工作的顺利开展,依据《医疗器械监督管理条例》(国务院令第 680 号)、《医疗卫生机构医学装备管理办法》(卫规财发〔2011〕24 号)、《医疗器械临床使用安全管理规范(试行)》(卫医管发〔2010〕4 号)等法律法规制定本办法。

医学装备是指医疗卫生机构中用于医疗、教学、科研等工作,具有卫生专业技术特征的仪器设备、器械、耗材等的总称。

一、机构及职责

1. 医院医学装备实行主管院领导、设备管理部门和肺功能室使用部门三级管理制度。

2. 医院医学装备管理部门负责肺功能相关医学装备的发展规划、年度采购计划等重大事项的评估和论证等工作。

3. 肺功能室会同其上级管理部门负责肺功能检查发展规划的组织、制订与实施。负责肺功能仪器设备的购置、验收、质量控制、维护、修理、应用分析和处置等全程管理,建立医用耗材准入和规范管理制度,保障医学装备的正常使用。

4. 肺功能室应设置兼职或专职设备管理员,在院级医学装备部门的指导下,负责本室肺功能仪器等设备的日常使用、日常维护保养、培训、考核等管理工作,认真执行器械不良事件上报管理工作。

5. 科室责任人认真做好使用设备的效益分析评价工作,及时向所属管理部门反映运行效果及存在的问题。

6. 主动接受医院医疗质量控制管理部门的督导检查，并认真做好持续改进工作。

二、医疗设备使用管理制度

1. 健全肺功能室医学装备管理制度，做到档案齐全、台账明晰。

（1）档案资料内容包括申购资料、技术资料、使用维修资料。

（2）档案保管期限至医学装备仪器报废为止。

（3）肺功能检查设备入科后由设备管理部与设备供应商共同开箱验收，设备供应商提供使用操作手册、配置清单等资料。

（4）科室仪器设备设专人管理，建立仪器档案资料、维修保养记录本、标准化操作规范及流程等制度。

（5）医疗设备使用和管理人员应认真履行医疗设备安全使用管理制度。

（6）设备使用操作人员严格执行本部门技术操作规范，熟练操作流程。

（7）肺功能各级使用管理人员认真履行本岗位职责。

2. 肺功能仪器使用管理

（1）肺功能仪器存放和使用的环境要求应保持干燥、清洁、通风、防震、避免阳光直射，操作室应保证足够空间。

（2）如遇机械性损坏故障或不可恢复应用软件故障须及时按流程上报，不得随便拆卸，由设备工程师维修并做好维修记录和签字。

（3）建立使用和故障维修及保养登记本（见本章第十四节表 4-3、表 4-4），主要内容包括：开、关机记录，使用运行状态记录，维修记录（故障日期、故障原因分析描述、排除方法、不能修复的原因和建议）等。

（4）使用各类医用耗材时，应当认真核对其规格、型号、消毒及有效日期等，并进行登记。医用耗材使用后属于医疗废物的，应当严格按照医疗废物管理有关规定处理。

三、医疗设备维护保养制度

1. 设备的维护保养工作实行日常维护保养与计划维护保养。

2. 实施三级保养维护制度

（1）日保养维护（一级）：日常保养在每次使用设备后进行，保养内容有清洁、开机检测、校正等，配套设施摆放整齐，有运行记录等。

（2）周保养维护（二级）：设备内部清洁等。

（3）按需或定期进行保养维护（三级）：专职人员对设备进行清洁、消毒、调整精准度等。

四、医疗设备报废、设备技术档案资料管理制度

1. 设备外借、转让、租赁必须严格按照设备分级管理权限审批后处理，未经批准，科室和个人不允许将院属设备外借转租。外借归还后，应做好交接记录，并审核校验其设备是否仍处于良好的工作状态。

2. 根据设备技术状况和报废条件，对需报废的设备按有关审批程序进行处理，已批准报废设备，应按有关规定妥善处理，严禁擅自处理报废设备。

3. 报废条件

（1）已达到使用年限，设备老化、性能落后、数据不准确、严重影响临床诊疗、无继续使用价值的设备。

（2）严重影响安全，且不宜修复的设备。

（3）无修复价值、修理成本过高，且严重浪费能源的设备。

五、培训及考核

1. 仪器设备使用前由工程师（或培训师）对肺功能操作人员和设备维护工程师进行一定学时的操作前培训，使其达到基本掌握仪器

性能、操作、简单故障识别与排除、日常维护与保养等基本能力要求。

2. 医院或科室对仪器使用人员进行应用培训后的考核,合格后方可上岗操作。

3. 未经岗位规范化培训者严禁擅自使用仪器设备。

4. 定期参加本专业继续医学教育和规范化培训、新技术培训。

第八节　肺功能检查报告及存档制度

1. 所有肺功能检查报告均应由经培训合格的操作技师及具备肺功能专业资质的执业医师审核及签署。

2. 所有肺功能检查报告的出具均应依据我国肺功能检查指南的标准执行。

3. 对于有疑问的检查结果或疑难病例应经科室质量控制小组或上级医师核议后签发。

4. 报告内容应包含受检者的一般信息,检查的图形及数据,操作者及审核医师检查结果的评估、解释和建议以及他们的签字。

5. 一般的肺功能检查报告应在检查结束后 24 小时内发送。特殊检查或疑难病例可酌情延后。

6. 肺功能检查报告均应有纸质存档,或在已建有医院信息系统电子存档的医疗机构有电子存档。

第九节　肺功能室安全管理制度

为进一步增强肺功能检查人员的医疗安全保障和医疗风险防范意识,有效防止医疗缺陷的发生,保障受检者安全。根据《中华人民共和国执业医师法(2009 修正)》(主席令第 18 号)、《医疗事故处理条例》(国务院令第 351 号)、《突发公共卫生事件应急条例》(国务院令第 376 号)等法律法规的有关规定要求,结合肺功能检查中的具体情况,制定本制度。建议成立肺功能室安全与医疗质量管理小组,制定明确的目标与职责并组织实施。

一、医疗安全预警

在实施肺功能检查中,由于"作为不规范"或"不作为"而发生的任何有可能导致医疗事故出现的医疗事件,无论受检者与家属有无投诉,都属于医疗安全的预警范围。

（一）医疗安全预警分级

根据在工作或医疗活动中责任人因失误造成的医疗缺陷的性质、程度与后果,将医疗安全预警项目分三级。

1. 一级医疗安全预警项目　主要指违反各项规范要求,但尚未造成受检者投诉等后果的行为。

（1）医疗文书:如未及时签订医院规定的各种知情同意文书,造成肺功能检查报告等资料损坏或丢失等。

（2）违反组织纪律:工作时擅自离岗。

（3）未执行"新技术、新项目审批备案制度"而开展新项目者。

（4）违反规定使用医用毒性药品、放射性药品等。

（5）不执行医院规定,擅自不负责任地向受检者及家属透露相关医疗信息等。

（6）检查规范:未执行"查对制度",报告信息不准确、报告丢失;在检查中遇到突发事件未及时启动应急预案,危重受检者抢救不及时;使用过期的医疗物品等。

（7）医疗保障:肺功能检查设备未按规范实行检测维护,影响使用或结果不准确;抢救车药品、材料未及时补充、更换,出现账务不符或过期药品;检查项目与临床要求不符而无合理解释;造成受检者投诉的医疗收费错误等。

2. 二级医疗安全预警项目

（1）因发生一级医疗安全预警而引起受检者投诉。

（2）一年内有 2 次一级医疗安全预警。

（3）由于责任人过失造成非事故性医疗缺陷，给医院造成较少的经济损失。

3．三级医疗安全预警项目

（1）一年内有 2 次二级医疗安全警示。

（2）责任人过失造成非事故性医疗缺陷，造成较大的经济损失。

（3）各种医疗事件酿成医疗纠纷，虽未界定为医疗事故，但影响恶劣。

（4）严重医德医风事件。

（二）医疗安全预警程序

1．立案

（1）自查立案：医院纪检监察审计部门及相关职能管理部门均有权利和义务在日常工作中检查、发现医疗安全预警项目内容并转交相关部门处理。

（2）接受投诉立案：医院纪检监察审计及相关职能管理部门接到受检者投诉，经核实有医疗安全预警项目之一的，予以立案。

2．处置

（1）自查立案的：主动接受医院限期整改建议。

（2）接受投诉立案的：由医院管理部门下达医疗事故或医疗缺陷整改通知书。

（3）可能造成医疗事故的或经各级医学会鉴定为医疗事故的：参照医院相关文件进行处理。

3．监督实施　由医院纪检监察审计部门及相关职能管理部门对本部门发生的医疗缺陷整改完成情况予以督导备案。

（三）处罚

1．处罚原则是依据警示等级、情节轻重确定处罚程度。

2．区别直接责任人和间接责任人并给予相应处罚。

3．对于受到安全警示的个人、科室和部门坚持教育为主的原则。

4．对于积极发现隐患并积极设法补救者给予一定奖励和表扬。

二、重症受检者管理

1．肺功能室人员在预约接诊重症受检者时，须仔细阅读肺功能申请单，观察受检者病情及一般状况，确定受检者是否病情相对严重。

2．对重症受检者向肺功能室上级医师汇报评估病情，排除禁忌证。

3．确认临床需要检查时应向操作技术人员做病情口头交接。

4．重症受检者视病情需要可安排提前检查，操作中尽量减少操作次数，缩短待检时间。

5．检查过程中要密切观察病情，出现病情变化或不适时需立刻终止检查，启动抢救应急预案，并积极处置。

6．检查结束后需医护人员或家属安全护送至病房。

三、急危重症受检者抢救

肺功能室应配备抢救车、雾化吸入机、氧气等急救设备、物品和药品。其所在病区抢救室可辐射区域内应配备除颤仪。肺功能室医师和其他人员要定期进行心肺复苏等危重症处置"三基"培训，具备抢救急危重症受检者的基本能力。

1．急诊范围　受检者在检查活动中如疾病突发，身体处于危险状态或非常痛苦的状态均需进行急诊救治。

2．肺功能检查工作中可能发生支气管哮喘急性发作、心律失常、心肌缺血、心肌梗死、低血糖昏迷、晕厥、过敏性休克、呼吸心搏骤停等危险状态甚至危及生命，应引起高度重视，加强预防，提高应对和救治能力。

3．发生紧急情况时，在积极抢救的同时应及时向急救部门反映，联系组织相关部门的人员进行抢救。

4．急危重症受检者抢救组织工作　一般由科主任或正（副）主任医师组织并主持抢救工作,科主任或正(副)主任医师不在时,由职称最高的医师主持抢救工作。

5. 对危重受检者实施救治时分秒必争,参加抢救的医护人员分工明确,紧密合作。

6. 抢救工作结束后,做好抢救记录,核对药品。

7. 需多学科协作抢救的危重受检者,按流程通知医务部等部门组织协调抢救工作。

四、知情同意

认真履行知情同意手续,既是法律赋予受检者的权利,也是医务人员法定的责任和义务。正确处理受检者知情同意权与医务人员告知义务的关系,是密切医患关系、防范医疗纠纷、提高医疗质量、保证医疗安全的必要条件。应依据《中华人民共和国执业医师法》《医疗机构管理条例》《医疗事故处理条例》等规定做好医疗行为的告知义务,维护医院的合法权益。

1. 所有肺功能检查前均需向受检者说明检查目的和方法、可能存在的风险,取得受检者的知情同意。

2. 对临床诊断为抑郁的受检者、老年认知功能障碍者、儿童等受检者要向陪同人员告知检查中可能出现的不配合问题,将会导致异常结果。

3. 对患有冠心病、心律失常、高血压等受检者,如经全面评估后认为有较高并发症风险,可告知待病情稳定或缓解后择期检查。

4. 知情同意书应与申请单等病案资料同时存档。

五、肺功能室医疗安全相关(不良)事件及隐患报告

为更好地保障医疗安全,减少医疗(安全)不良事件的发生,及时发现检查过程中的安全隐患,确保受检者安全,保护受检者权益,依据《医疗事故处理条例》(国务院令第 351 号)、《医疗机构管理条

例（2016 修订）》（国务院令第 666 号）等规定制定本制度。

（一）目的

规范医疗安全（不良）事件的主动报告，增强风险防范意识，及时发现医疗不良事件和安全隐患，针对性制订持续改进方案。

（二）适用范围

适用于肺功能检查过程中发生的医疗安全（不良）事件与隐患缺陷的主动报告，如检查过程中的不良事件、药物不良事件、医疗器械不良事件、院内感染事件等。上述不良事件应按照医院监管部门的要求和程序上报。

（三）医疗安全（不良）事件定义

医疗不良事件指在临床检查活动中可能因检查行为造成受检者明显损伤后果的事件，以及影响医疗工作正常运行和医务人员人身安全的因素和事件，分为一般不良事件、重大不良事件。

医疗隐患指检查环节中存在的安全隐患，虽未造成明显损伤后果，但存在转化为不良事件的可能性。

（四）肺功能检查中可能涉及的不良事件

1. 检查（安全）不良事件（隐患）　如肺功能检查报告丢失、严重信息错误、未执行操作质量控制导致结果不准确、未遵守医院感染控制相关制度可能引起医源性感染等。

2. 药物相关不良事件（隐患）　如乙酰甲胆碱、磷酸组胺、支气管舒张药物等超量、过期或过敏等引起的毒副作用。

3. 医患沟通不良事件（隐患）　包括医患沟通不良和医患之间各种冲突的不良事件。

4. 医疗设备故障导致的不良事件。

5. 检查过程中出现的不良事件　如支气管哮喘急性发作、过度通气综合征、摔倒、昏厥等。

（五）不良事件处理的负责人及其职责

肺功能检查中突发不良事件发生后，肺功能室负责人或现场高年资医师为处理此项突发不良事件的负责人,其职责是负责协调组织和处理突发事件的全部工作和相关事务。现场其他工作人员协助负责人做好突发不良事件的处理工作。肺功能室负责人对突发不良事件负有管理责任,并负责协调各种紧急情况的处理工作。

(六)不良事件应急工作原则

肺功能检查突发不良事件发生后,要以受检者的利益为第一位,立即组织所有人力和物力对受检者进行积极救治。在救治过程中,要对突发不良事件进行初步调查,对肺功能检查所涉及的不良反应进行相关性分析。要尽全力减少受检者可能引起的损伤,保护受检者的生命安全。

(七)不良事件应急工作的常规准备

应急工作要遵循预防为主的方针,要做好应急工作的常规准备,以保证能够及时、果断地处理突发不良事件。做好急救物品的常规准备工作,包括抢救仪器的常规保养工作和急救药品的清点登记工作。

(八)不良事件的记录与备案

建立不良事件登记本(见本章第十四节表4-5),在肺功能检查突发不良事件的救治过程中,要对现场的处置情况进行记录,对处理的过程(各种处理措施)和结果有较详细的记录。所有记录均要向相关部门报告并且备案。接受医院相关管理部门对记录本的督导检查。

(九)不良事件的报告制度

1. 报告形式 根据医院的相关管理流程,可采用书面报告、紧急电话报告、网络报告等不同的形式。

2. 报告时限

(1)一般不良事件:在事发后1个工作日内完成记录,可实施网报(执行本单位报告流程)。

(2)严重不良事件(造成死亡、伤残或重要器官功能损伤者):

事发后即刻电话上报,在抢救结束后 4 小时内完成正式报告。

(3)报告内容包括事件发生的具体时间、地点、过程、采取的措施等。

(十)惩罚机制

医疗(安全)不良事件隐瞒不报经查实,按医院管理部门相关规定给予责任人处罚。

第十节　肺功能室医护人员职业安全防护制度

为维护医务人员的职业安全,有效地预防医务人员工作中发生职业暴露感染疾病,制定本制度。职业暴露是指医务人员从事检查、护理等工作过程中意外被病毒感染者或被受检者的血液、体液污染了皮肤或者黏膜,或被含有细菌的血液、体液污染了的针头及其他锐器刺破皮肤,有可能被感染的情况。

肺功能室检查中存在的潜在感染风险主要是通过呼吸气体中的飞沫导致疾病传播,特别是特殊感染受检者(活动性肺结核、流行性感冒等),制定和遵守肺功能室医护人员职业安全防护制度非常重要,既保护工作人员又保护受检者。

一、肺功能室医护人员职业安全防护

1.加强肺功能室医护人员预防与控制感染的防护管理工作,在工作中自觉遵守各项规章制度,严格执行消毒隔离制度和操作规程,减少各种危险行为,实施预防控制措施,避免和减少职业暴露的发生。

2.肺功能检查操作人员应定期参加院级组织的职业安全防护知识培训,强化职业安全意识,严格遵循预防为主的原则,熟练掌握和正确使用防护技术和用品,掌握相应的技能。

3.人员职业安全防护细则

(1)基本防护对象:从事肺功能检查工作的所有医疗、护理和检测技术人员。

（2）基本防护着装要求：工作服、医用口罩（工作鞋、工作帽可根据需要选择佩戴）。

（3）加强防护：当接触特殊受检者体液、痰液等污染物时要加强防护，即在基本防护基础上戴鞋套、手套，穿隔离衣，戴外科口罩/N95 口罩等。

（4）严格执行手清洁卫生规范。

4．认真做好仪器设备清洁与消毒；正确处理受检者使用后的细菌过滤器、接口器、污染物品以及医疗废物。

5．认真做好环境消毒防护。保证良好的通风环境，尽量选择对空气污染小的化学消毒剂进行环境消毒，使用中的化学消毒剂容器加盖，对化学消毒剂原液要正确贮存。必要时可使用紫外线灯按照标准规程进行环境消毒。

6．按规定严格执行化学性危险、物理性危险和有害因素的防护措施，及时登记和报告。

7．医院提供肺功能科室申领符合国家标准的消毒与防护用品，便于工作人员获取和使用。

二、预防控制措施

1．肺功能室工作人员要严格遵守操作规程，掌握常见呼吸道感染病的传播途径、隔离防护技术，减少职业危害。

2．遵照标准预防的原则，在接触受检者体液、痰液或病原物质时，应当采取有效的防护措施。

（1）在接触受检者体液、分泌物、排泄物等时戴手套，操作完毕，脱去手套后立即洗手，必要时进行手消毒。

（2）特别注意防止被针头等锐器刺伤或者划伤，使用后的锐器直接放入利器盒。

（3）操作人员手部皮肤发生破损进行检查操作时须戴双层手套。

（4）对于化学性危险和有害因素（如支气管激发剂），应当采取以下防护措施：

1）配制支气管激发剂时，工作人员佩戴一次性口罩和帽子，戴一次性手套，操作中若有手套破损应立即更换。

2）操作支气管激发试验时，工作人员佩戴一次性口罩和帽子，戴一次性手套，操作中若有手套破损应立即更换。激发试验仪器使用过滤器吸附仪器释出的激发剂，减少激发剂对空气的污染。打开窗户、排气扇，加强空气的流通，促进空气中激发剂的排出。

（5）对于物理性危险和有害因素（如压缩气体），应当采取以下防护措施：

1）由专责值班人员负责肺功能检查专用压缩气体的管理和登记；操作压缩气体的开关时，必须符合操作规范，防止气体泄漏。

2）每个工作日开始时打开压缩气瓶，并把减压阀调节至合适的压力，然后检查有无气体泄漏。

3）每个工作日结束时必须关闭全部压缩气体，并把减压阀中残留的气体排放干净。

三、发生职业暴露后的应急处理

1. 用肥皂液和流动水清洗污染的皮肤，用生理盐水冲洗黏膜。

2. 如有伤口，尽可能挤出损伤处的血液，再用肥皂液和流动水进行冲洗。

3. 受伤部位的伤口冲洗后，应当用消毒液，如75%酒精或者0.5%碘伏进行消毒，并包扎伤口；被暴露的黏膜，应当反复用生理盐水冲洗干净。

四、报告制度

1. 当职业暴露发生后，当事人在应急处理后，应尽快报告科室负责人。

2. 职业暴露当事人填写"医院职业暴露事件登记表",由科室负责人签字后送交医院感染管理部门。

第十一节 肺功能"危急值"报告制度及异常数据处理原则

为加强肺功能检查中的"危急值"管理,确保"危急值"及时报告临床,以便及时采取有效措施、保证受检者的生命安全,制定本制度。

一、"危急值"的定义

"危急值"(critical values)指明显异常的检验、检查结果。受检者可能在检查过程中有生命危险,要警示临床医师在临床诊疗过程中应引起重视,预防为主,采取有效防范干预措施或治疗。

二、"危急值"报告制度的目的

1. "危急值"信息,可供临床医师对生命处于危险边缘状态的受检者采取及时、有效的预防和治疗,避免受检者发生意外,出现严重后果。

2. 肺功能"危急值"报告制度的制定与实施,能有效提高肺功能检查人员对本专业危重症受检者的识别能力,促进与临床之间的有效沟通与合作,能更好地为受检者提供安全、有效的检查服务。

三、肺功能检查"危急值"报告项目

1. 支气管激发试验(含药物激发试验、运动激发试验等) FEV_1 激发后较激发前(基础值)下降≥50%。

2. 心肺运动试验(cardiopulmonary exercise test,CPET) 运动中,心电图出现显著心律失常或心肌缺血表现,收缩压>260mmHg。

四、受检者"危急值"报告流程

1. 肺功能检查中发现"危急值"时须注意排除由于仪器不稳定或异常等因素导致的异常值，包括以下情况：

（1）确认肺功能仪器是否正常。

（2）受检者是否配合良好。

（3）操作是否规范，各项指标是否达到质量控制标准。

（4）受检者有否出现危及生命的征象。

2. 确认检查过程各环节无异常的情况下，由肺功能室负责人复核报告，确定为肺功能"危急值"时，执行报告制度。

3. 肺功能"危急值"报告形式（可执行医院"危急值"报告流程）

（1）肺功能检查报告中要有"危急值"警示。

（2）电话报告；向约诊医师或科室口头报告。

（3）网络信息系统报告。

五、登记制度

1. "危急值"报告与接收遵循"谁报告，谁登记；谁接收，谁记录"的原则。

2. 各临床科室与肺功能室均应分别建立检查"危急值"报告登记本。

3. 肺功能室应对"危急值"处理的报告过程和相关信息做详细记录。

4. 临床科室应对"危急值"的处理过程和相关信息做详细记录。

5. "危急值"报告登记内容

（1）受检者姓名、住院号或诊疗号、约诊科室及床号、约诊医师、"危急值"状态、报告时间、报告者、记录者。

（2）临床科室接电话时间、接电话者姓名等。

六、受检者所在相关科室医护人员接到肺功能室"危急值"报告后应做的响应

1. 接到肺功能室的"危急值"报告后应及时向受检者主诊医师或值班医师报告(见本章第十四节表4-6)。

2. 必要时派科室医师到肺功能室接回受检者。

3. 采取有效预防治疗措施,防止合并症的出现。

4. 受检者风险知情告知,让受检者了解其病情,注意在以后的同类检查前告知医师,加强监护或避免再次发生。

七、质量控制及考核

1. 肺功能检查各级人员认真执行"危急值"报告制度。

2. 熟悉掌握"危急值"报告内容和报告流程。

3. 科室质量控制小组(质控员)每月对"危急值"报告制度实施情况进行核查。

4. "危急值"报告制度的落实执行督导检查结果,纳入科室质量考核体系。

八、肺功能异常数据处理原则

在肺功能检查中严格执行操作规范,在受检者配合良好的前提下,若发现检查结果明显异常并与临床不符(或没有病史支持)时需做如下工作:

1. 确认仪器校验正常,无群体性数据偏差,必要时做生物校正。

2. 仔细阅读申请单,标准检测身高、体重。

3. 本机和他机重复试验看数据结果是否一致。

4. 进一步补充病史、查阅其他辅助检查结果等临床资料,寻找支持依据。

5. 经肺功能室负责人或质控员核对后签发诊断报告,并提出进

一步检查建议。

6. 保存申请单、原始数据等资料,择期进行病例讨论。

7. 如不满足以上第 1、2、3 条,择日进行复核试验检查,方可签发报告。

第十二节 肺功能室与临床科室沟通制度

一、目的

肺功能室通过与临床科室之间的定期沟通与合作交流及时发现工作中的缺陷不足、临床需求,以便及时整改不断提高肺功能检查效率及质量控制,持续改进和提高服务质量,更好地为临床服务,满足临床需要。

二、沟通方式

1. 通过临床科室意见本、满意度调查、定期医院职能部门组织的医技临床科室联系会等各种方式收集、汇总、分析记录对肺功能室的各种合理化意见和建议。

2. 主动不定期与临床相关科室进行沟通联系,了解临床需求,现场解决肺功能检查与诊断中存在的问题和不足,如对检查结果疑问的解答。

3. 新项目、新技术介绍和信息发布等。

三、沟通内容

1. 临床科室对肺功能室工作的满意度,对开展的肺功能检查工作提出的建议和意见,以便持续改进,不断提高工作质量和工作效率。

2. 肺功能室根据其工作特点对临床科室提出相应的建议或意见,以便临床科室更好地配合,促进临床、医技工作的密切合作。

3. 肺功能室对本科室开展的新技术、新项目检查的临床意义、注意事项等及时向临床科室介绍以促进推广应用，并听取临床医师的意见或建议，便于及时改进和提高。

四、改进措施

1. 科室质量控制工作组每月进行专项临床反馈信息汇总、分析、记录，提出持续改进解决方案。

2. 肺功能室责任人负责协调解决处理各种临床科室提出的建议和意见，并给予及时有效的反馈。

五、要求

1. 肺功能室相关人员应及时了解和掌握国家相关法规、政策；认真贯彻执行医院及肺功能室的各项相关制度、检查流程等。

2. 遵医嘱进行检查，遇有疑问应主动联系临床科室，避免医患矛盾。

3. 虚心接受临床各级医护人员对肺功能室工作的意见或建议，不断改进服务态度，提高质量，为临床提供及时、准确的报告；通过相互沟通，取得临床医护人员对肺功能工作的支持和理解。

4. 建议肺功能室医师参与临床查房和疑难、危重病例的会诊讨论。

5. 通过临床沟通，认真梳理存在的问题，进一步优化检查流程，提高肺功能诊断水平。

6. 熟悉肺功能项目的临床意义，了解临床医师的需要和要求，定期组织肺功能相关讲座，进行新项目介绍，推动其临床应用。

7. 建立肺功能临床联系登记表（本），及时登记、汇总、分析问题并存档。

8. 临床科室沟通联系会议可由医院医务部组织，定期召开，相关职能科室参加，或由临床科室与肺功能室协商举行。

六、记录

肺功能检查沟通工作要建立专用记录本,对每次沟通的内容有文字记录,主动接受医院质量控制管理部门的督导检查。

第十三节　肺功能室科研及科研项目管理办法

为促进医院科技进步和肺功能与呼吸生理专业的学术发展,加强本领域科研及科研项目的管理,制定本办法。

1. 根据《医疗机构管理条例(2016 修订)》(国务院令第 666 号)等国家有关法律和法规,凡涉及人体研究的医疗技术科研项目,必须经过医院伦理委员会审核批准。

2. 在科研过程中,应当充分尊重受检者的知情权、选择权和隐私权,主动保护受检者的合法权益。

3. 科研项目归口管理部门为医院科研教育职能管理部门,科研项目的申报与对外签约,由科研管理部门统一受理、统一评审、对口上报。科研合同(或协议)经医院科研管理部门签章后方具有法律效力。

4. 各类科研项目在申报、立项、执行、完成和转化过程中,均应遵守国家科研保密法律法规。

5. 科室科研工作实行主任负责制或由科室科研小组负责承担日常科研管理工作。

(1)结合院科两级实际情况,制订和申报本专业领域的科技发展规划和年度计划,组织科研课题的立项和申报工作。

(2)负责组织协调科研资料的收集、汇总和归档等管理工作。

(3)定期监督和检查立项课题的进展及经费使用情况。

6. 肺功能专业技术人员科研能力要求

(1)高级职称肺功能专业技术人员,应积极申报和参与科研课题,鼓励本领域的创新研究。

（2）各级肺功能专业技术人员根据各地区、各等级医院要求参与相应科研项目工作,并达到绩效考核要求。

7. 鼓励并创造条件积极引进国内外新技术、新项目。

第十四节　工作检查及督导制度

为不断提高医疗质量,保障医疗安全,改善医疗服务,逐步建立我国医院综合评审评价体系,完善各专业检查督导制度,促进自身建设和管理。根据《三级综合医院评审标准实施细则（2011 年版）》（卫办医管发〔2011〕148 号）,结合医院医技体系功能检查的共性特点和肺功能检查个性问题,建立本制度。本制度适用于三级综合医院,其余各级各类医院肺功能室可参照使用。

一、检查督导组织机构

各级医院医疗质量控制管理部门分别由医院医务部、感染部、社工部等组成,负责对各临床、医技体系进行安全检查与督导,遵循戴明循环原则[又称 PDCA 循环,即计划（Plan）、实施（Do）、检查（Check）、行动（Action）],及时发现问题,提出持续改进建议。

二、肺功能检查质量控制小组

按照等级医院检查标准要求成立肺功能检查质量控制小组（三人以上）或指派专人负责医疗质量控制（质控员）,实行科室主任负责制,有明确的质量安全工作目标、职责、任务、完善的工作制度,负责修订科室各项制度与流程,组织实施业务学习、三级培训、医院感染培训、疑难讨论,肺功能检查报告质量控制,医疗设备、耗材、药品管理,科室台账管理等。根据医院分级管理要求,制订医疗质量与安全主要标准、指标及考核评价办法。每月召开一次质量控制工作组会议，按照标准与指标，对肺功能室医疗质量控制情况进行检查、评价并研究改进措施，做好会议记录。主动接受院科二级医疗安全督导检查，对查出的问题提出整改意见并记录执行情况，归档备查。

三、检查督导内容

（一）医疗安全与质量

1. 肺功能室所开展的检查项目满足临床需求，符合国家法律法规要求；收费项目经物价部门批准；无违规执业和超范围执业。

2. 有各级岗位职责且其人员均知晓岗位职责。

3. 按照国家及省、市卫生行政主管部门关于医疗技术准入有关规定，规范医疗技术准入和医师、技师的执业行为，执行医院有关规定。肺功能室检查技术人员具备技师和医师专业资格证书；具备岗前培训和专业技术培训的证明。

4. 肺功能室检查技术人员在医疗活动中，严格遵守医疗卫生法律、行政法规、部门规章和诊疗护理规范、常规，恪守医疗服务职业道德。尊重受检者的知情同意权。应当用受检者能够理解的语言，将受检者病情、医疗措施、医疗风险等如实告知受检者或家属，及时解答其咨询；并避免对受检者产生不利后果。要让受检者对肺功能检查同意书条款、新开展技术项目及某些非常规治疗项目风险了解清楚，并于检查前履行受检者同意签字手续。

5. 肺功能检查报告签发由具备专业资质的执业医师执行。

6. 肺功能室建设布局符合医院感染管理的要求，措施到位。

7. 肺功能检查报告力求准确，符合率≥95%；肺功能检查报告书写规范。按规定保管和复印检查报告，严格遵守检查报告借阅制度。检查报告承担医疗纠纷、医疗事故技术鉴定、司法鉴定和法律诉讼举证责任。

8. 肺功能预约检查时限在规定时限内。

9. 发生或者发现医疗过失行为，当班医务人员及科室领导应立即采取有效措施，避免或者减轻对受检者身体健康的损害，防止损害扩大。

10. 发生或者发现医疗事故，有可能引起医疗事故的医疗过失行为或者发生医疗争议时，应当立即向科室负责人报告，科室负责人及时向医院管理部门报告，职能部门接报后，应立即进行调查、核实，将有关情况如实向主管院长报告，并按规定向上级部门报告。

11. 科室负责人及相关医务人员要积极做好受检者或亲属的解释，化解矛盾，并主动配合医院处理善后工作。

12. 科室成员应定期参与医疗质量安全培训，接受应急处理、安全防护等继续教育，切实提高医务人员的医疗安全事件处理水平。

（二）有保证医疗服务安全与质量的相关制度

1. 核心制度

（1）查对制度。

（2）新技术、新业务准入及管理制度。

（3）医学检查"危急值"报告制度。

（4）医患沟通制度。

（5）疑难病例讨论随访制度。

（6）危重症受检者管理及抢救制度。

2. 医疗规章制度

（1）医疗（安全）不良事件及隐患报告制度。

（2）知情同意告知制度。

（3）肺功能各项检查技术操作规范。

（4）岗位责任制度。

（5）培训与继续教育制度。

（6）肺功能检查报告规范。

（7）应急预案。

（8）仪器管理、使用、维修制度。

（9）医院感染管理安全防护相关制度。

（10）值班制度。

（三）科室记录本目录

1. 消毒登记本（表4-1）。

2. 医疗设备日常使用记录本（表4-2）。

3. 医疗设备故障维修登记本（表4-3）。

4. 医疗设备使用维护、保养登记本（表4-4）。

5. 医疗安全（不良）事件、纠纷（预警）登记本（表4-5）。

6. "危急值"管理登记本（表4-6）。

7. 科室质量与安全管理小组记录本（表4-7）。

8. 新技术和新项目开展情况记录本（表4-8）。

9. 医院感染专项管理登记本（表4-9）。

10. 业务学习记录本（表4-10）。

11. 进修学习培训登记本（表4-11）。

12. 肺功能"三基"培训考核记录本（表4-12）。

13. 常用药品/耗材出入库记录本（表4-13）。

14. 疑难讨论随访登记本（表4-14）。

15. 抢救车药品/物品基数目录及使用记录（表4-15）。

16. 临床沟通登记本（表4-16）。

表 4-1 消毒登记本

登记日期	消毒物品	消毒方式	消毒开始时间	消毒结束时间	执行者	备注

科室：

表 4-2　医疗设备日常使用记录本

日期	机型 / 机号	开机执行者	关机执行者	机器状态	备注

注：如机器出现异常情况，在医疗设备故障维修登记本（表 4-3）中进一步记录

表 4-3　医疗设备故障维修登记本

仪器照片	仪器型号（名称、厂家、产地）： 启用时间： 主要技术参数：				仪器编码： 存放地点：		
	故障维修维护记录						
日期	故障原因	报修日期	维修状况	修回日期	目前状况	签字	

表 4-4　医疗设备使用维护、保养登记本

科室：

日期	仪器名称	清洁保养方法	仪器完好状态	存在问题	执行者	备注
预估所需金额合计／元					大写：	

领导意见：

表 4-5　医疗安全(不良)事件、纠纷(预警)登记本

| 科室： | 事件发生日期：　　　年　　月　　　日 |
| | 事件报告日期：　　　年　　月　　　日 |

| 患者信息 |
| 姓名：　　　性别：　　　种族：　　　住院号：　　　科室：　　　床号： |

| 事件发生场所：　　　　　　　　　　事件发生时间： |

| 事件发生主要表现： |

| 事件发生后及时处理与分析： |

| 不良事件等级：　　　　　　　　　是否发生医疗纠纷： |

| 存在的问题或医疗隐患： |

| 备注：

报告者： |

表 4-6 "危急值"管理登记本

序号	日期	姓名	科室	床号	住院号/门诊号	危急值	报告人	报告时间	接报人	接报时间	备注

表 4-7　科室质量与安全管理小组记录本

日　　期		地　　点	
主持者			
参加人员			
质控内容			
上次整改 落实情况			
本次整改 措施			
备　　注			
			质控员签名：

表 4-8　新技术和新项目开展情况记录本

项目名称						
科　　别			拟开展时间			
技术适用范围						
拟收费标准						
项目组主要成员	姓名	性别	年龄	职称	专业	签字
技术简介(来源、国内外地位、临床意义、社会/经济效益、法律法规):						
科室实现本项目预期目标已具备条件(人员水平、设备资源、病员、原有技术不足):						
新技术引进阶段工作内容:						
风险评估	可预见风险					
	防范措施					
阶段性进展	时间	开展情况记录				

表4-9　医院感染专项管理登记本

科室：　　　　参加检查人员：　　　　检查日期：　　　　医院感染监控员：

序号	检查内容	规范 "√"	存在 问题	整改 措施	整改 期限	效果 评价
1	医院感染专项培训					
2	手卫生执行情况					
3	个人防护及防交叉感染规范操作					
4	细菌过滤器一人一用执行情况					
5	医用垃圾分类与处置					
6	肺功能设备清洁/传感器消毒执行情况					
7	肺功能操作室环境地面/物体表面消毒执行情况					
8						
9						
10						

表 4-10　业务学习记录本

时间：	地点：
题目：	
主持：	
参加人员：	
业务学习内容：	

表 4-11　进修学习培训记录本

学员类别：进修□　　　基地学员□　　　轮转□　　　其他□

姓名		性别		年龄		专业	
职称		学历		工作年限			
进修期限：　　年　　月　　日　　至　　　年　　月　　日							
带教老师		入科教育　□		入科考核　□			
培训计划							
目标考核	理论考核　□ 成绩：　　分		技能考核　□ 成绩：　　分			考核老师：	
考　　勤	全勤　□		事假　□		病假　□		
结业综合考核	优秀　□		良好　□		合格　□		

评价：

带教老师签字：

科主任签字：

表 4-12 肺功能"三基"培训考核记录本

培训时间：	培训地点：

主持人：	

参加培训人员：

培训题目：

主要内容： 1. 2. 3.

考核方式：	理论：	操作：

备注：

表4-13 常用药品/耗材出入库记录本

科室：

时间	序号	编码	通用名称	规格型号	单位	数量	入库数量	单价/总价	出库日期	出库数量	当前状态	申办人

表4-14 疑难讨论随访登记本

姓　名		性　别		种　族	
住院号		科　室		床　号	
联系电话		随访时间			

主诉：
肺功能诊断：
影像学诊断：
手术所见；
病理学诊断：
出院诊断： 1. 2. 3. 4.
与临床诊断是否相符：　　是□　　　　否□
不相符原因分析：   　　　　　　　　　　　　　　　　随访医师签名：

表 4-15 抢救车药品 / 物品基数目录及使用记录

序列号	抢救药品 / 物品	剂量	数量	有效期	领用日期	使用原因	当前数量	补充 / 消毒日期	执行人	备注

表 4-16　临床沟通登记本

日期	临床科室	反馈意见	存在问题	解决方案	改进措施	备注

第十五节　培训考核及继续教育制度

为实施"科教兴国"战略,适应社会主义卫生事业发展需要,国家对卫生技术人员实行继续医学教育制度。继续医学教育是继医学教育毕业之后,以学习新理论、新知识、新技术、新方法为主的一种终身教育,参加继续医学教育是卫生技术人员应享有的权利和应履行的义务。根据《继续医学教育规定(试行)》(卫科教发〔2000〕477号)等,肺功能检查从业人员除了完成年度规定的继续教育学分外,还应根据肺功能检查专业特点制订培训计划、考核目标、继续教育规划、动态管理实施方案等。

一、培训目的

继续医学教育的目的是使卫生技术人员在整个职业生涯中,保持高尚的职业道德,不断提高专业工作能力和业务水平,提高服务质量,以适应医学科学技术和卫生事业的发展。肺功能检查从业人员应当接受足够的教育和培训,学习掌握呼吸生理知识、肺功能检查的基本原理,熟悉常见肺部疾病的临床表现,熟练掌握肺功能检查操作规程、质量控制与医疗安全相关制度等。

二、培训对象

卫生技术人员要积极主动参加继续医学教育活动,并按照继续医学教育的有关规定,服从所在单位的安排,接受考核。

1. 正在从事或拟从事肺功能检查的本单位在职或进修人员。

2. 从事呼吸专业工作达到一定年限和能力要求后,根据医院和科室实际情况及个人要求可选择肺功能专业方向,参加肺功能提高学习班或去上级医院专科进修学习。

三、培训内容

1. 岗前培训　新入职员工为了尽快适应新工作、新环境，融入医院文化，掌握医院基本规章、法律法规均需要接受医院组织的新员工岗前培训。

2. 进修、实习人员需进行医院及科室相关管理规定和制度培训

（1）医院考勤制度、医院知识产权保护制度、医疗安全保障制度等。

（2）肺功能室的各项规章制度。

3. 肺功能检查培训内容　肺功能检查从业人员应包括基础理论知识教育和实际操作能力培训，鼓励进行全面、规范、循序渐进的培训，但亦可根据实际工作需要采用"缺什么补什么"的方式，逐步完善。主要培训内容有：

（1）基础理论：包括呼吸生理和病理、肺功能检查的基本原理、肺功能检查的常用方法和主要技术指标、肺功能检查适应证与禁忌证、肺功能检查结果解读标准与临床诊断、肺功能检查指南、各种呼吸系统疾病的肺功能检查结果特征、肺功能检查的临床意义、肺功能检查交叉感染的防控、肺功能检查的质量安全、应急处理标准操作规程等。

（2）实际操作：包括仪器校准、肺功能检查操作标准流程与规范、肺功能检查的质量控制、肺功能室及检查仪器的消毒清洁、肺功能检查的影响因素、发现异常情况如何处理等。

四、培训周期

1. 呼吸生理基本知识及肺功能检查技术规范化培训3～6个月。

2. 中级及中级以上职称人员需到上级医院接受肺功能提高培训1～3个月。

3. 专职肺功能技术人员要求不定期进行呼吸专科临床培训。

五、培训形式

1. 提倡和鼓励各级肺功能检查从业人员通过各种方式，加强业务学习、知识更新和专业深造。

2. 科室每月组织一次业务学习，学习形式可多样化，如PPT教学、病例分享、指南解读、最新研究文献解读、临床问题讨论等。

3. 学习资料存档，参加人员需签到，做好学习记录。

六、继续医学教育

1. 继续医学教育的内容

（1）应以现代医学科学技术发展中的新理论、新知识、新技术和新方法为重点，注意先进性、针对性和实用性。

（2）根据学科发展和社会需求，开展多种形式的继续医学教育活动。

（3）在继续医学教育活动中要注意加强政治思想、职业道德和医学伦理学等有关内容的教育，培养高素质的卫生技术人员。

2. 继续医学教育的组织方式

（1）根据学习对象、学习条件、学习内容等具体情况的不同，采用培训班、进修班、研修班、学术讲座、学术会议、业务考察和有计划、有组织、有考核的自学等多种方式组织实施。

（2）开展以短期和业余学习为主的继续医学教育活动。

（3）应根据本人的实际情况和工作需要，选择参加与本人专业和岗位工作相关的继续医学教育活动。

3. 肺功能检查从业人员继续医学教育要求

（1）肺功能检查从业人员应当接受继续医学教育，以保证巩固和不断更新知识，了解肺功能学科的发展动态，掌握新的检查技术和方法。

（2）要求完成本地区或医疗机构规定的年度继续教育学分。

（3）高级以上肺功能专业技术人员鼓励积极申办地区级及以上本专业继续教育学习班项目。

七、考核登记

1．建立继续医学教育学分登记制度，并建立继续医学教育档案，要求每年都应参加与本专业相关的继续医学教育活动，学分不低于当地卫生管理部门及医院的要求。

2．接受继续医学教育的基本情况作为年度考核的重要内容。

3．继续医学教育合格是卫生技术人员聘任、技术职务晋升和执业再注册的必备条件之一。

（赵明华　郑劲平）

参 考 文 献

[1] 国家卫生计生委医院管理研究所．医院感染管理文件汇编（1986—2015）[M]．北京：人民卫生出版社，2015．

[2] 涂建萍．ISO 9000 医院质量管理体系丛书——医院管理制度 [M]．北京：化学工业出版社，2005．

[3] 中国医院协会．三级综合医院评审标准　条款评价要素与方法说明（2011年版）[M]．北京：人民卫生出版社，2011．

第五章 肺功能检查流程

第一节 肺功能检查前受检者须知及知情同意

肺功能检查前,受检者应将病史、用药情况及检查目的等详细告知检测人员,并需了解检查前及检查中的一些注意事项,以保证结果能够准确地反映疾病的真实状态。

一、受检者须知

(一)肺功能检查的适应证及禁忌证

肺功能检查在临床上应用广泛,是呼吸系统疾病诊治和研究中必不可少的检查方法之一。检查前,受检者一定要仔细回顾病史,以便医师判断是否符合肺功能检查的适应证,并排除有无检查的禁忌证。

如用力肺活量检查需了解近3个月内患心肌梗死、休克者,近4周内有严重心功能不稳定、心绞痛、大咯血、癫痫大发作者,及未控制的高血压(收缩压>200mmHg,舒张压>100mmHg)、心率>120次/min、主动脉瘤患者等禁忌用力肺功能检查;气胸、巨大肺大疱且不准备手术治疗者、妊娠期受检者等慎做用力呼气的肺功能检查;鼓膜穿孔患者需先堵塞患侧耳道;气胸或脓胸闭式引流术后,如确实必须要做肺功能检查,应夹闭引流管,并禁做最大自主通气量检查。又如支气管激发试验需进一步了解有无对激发剂的超敏史,有无哮喘严重发作的病史等。再如心肺运动试验需进一步了解受检者的运动能力及协调性,有无导致运动受限的心源性、肺源性或心肺疾病以外的限制性因素等。

（二）肺功能检查前需排除的影响因素

检查前受检者需认真回顾最近的用药情况，包括使用的药物名称、类型、剂量、最后使用的时间等，以便检测人员判断是否会影响检查结果。支气管舒张剂（如肾上腺素能受体兴奋剂、胆碱能受体拮抗剂、黄嘌呤类药物）、支气管收缩剂（如肾上腺素能受体抑制剂）、糖皮质激素类药物、抗过敏类药物等均应根据检查的目的、项目及药物的半衰期而停药。如果检查目的是为了评价气道的反应性或可逆性，则应避免用药。但如果是为了观察某种药物或治疗方法的疗效，则可继续用药，但需在检查报告中注明。此外，检查前2小时应禁止大量进食，检查当天禁止饮用可乐、咖啡、浓茶等，检查前1小时禁止吸烟，检查前30分钟禁止剧烈运动。预约检查时，医护人员会告知受检者具体的停药方法以及禁止从事的活动。

（三）生理指标及检测体位

受检者的性别、年龄（岁）、身高（cm）和体重（kg）应在检查前记录，以便计算肺功能预计值。检测身高时应赤脚，双脚并拢，尽量站直，双眼平视前方，并选用准确的量尺。胸廓畸形的患者，如脊柱后凸者，可通过检测臂距来估算身高。检测体重时应脱去厚重衣服。

坐位或立位均可进行检查。临床上主要采用坐位检查，更为安全，可避免因晕厥而摔伤。有些受检者因受伤或其他原因不能站立或坐起来，只能采取卧位检查，这种情况会导致检查结果偏低，此时报告中需记录检查时的体位。

（四）肺功能检查的安全性

尽管肺功能检查大多数情况下是安全的，但仍有突发意外而需进行抢救的情况发生，如急性支气管痉挛、晕厥等。肺功能室配备有抢救药物、设备和有经验的医护人员。

此外，肺功能检查要求受检者进行反复呼吸的动作，检查过程中还常常会引起受检者的剧烈咳嗽，受检者用力呼气或咳嗽时产生的飞沫可在空中悬浮数小时，会污染检查环境、仪器和周围物品。若受检者患有呼吸道传染病则易于发生交叉感染。除了选用窗户、排气扇、空气过滤净化消毒器等最简便而有效的通风设备和方法外，使用肺功能检查专用的呼吸过滤器可有效减少交叉感染的发生。

（五）肺功能检查需要受检者良好的配合

检查过程中，操作者会向受检者演示完全吸气和用力连续呼气动作，让受检者掌握正确的动作要领。同时，受检者的积极配合是检测成功的关键之一。受检者等候检查时可以跟着操作者的演示进行练习，并通过观看肺功能检查教学视频模仿检查动作，以便较好、较快地掌握呼吸动作的要领。

二、知情同意

检查前应仔细询问病史并进行体格检查，排除可能的禁忌证，并告知受检者注意事项及可能出现的并发症或不良反应，签署知情同意书。

第二节　预约登记及实验室报到流程

一、预约流程

1. 根据疾病的特点及肺功能检查的目的，临床医师选择必要的项目进行检查。对于门诊患者，医师开具检查申请单，患者缴费后到肺功能室或医院综合服务处进行预约。对于住院患者，医师下医嘱后系统会根据医嘱先后次序进行预约。

2. 预约注意事项

（1）根据医嘱先后进行预约，不同的项目，预约时间不同。急诊、危重患者及特殊情况者，可提前安排检查，不宜移动者可进行床边检查。

（2）预约时，医护人员应向患者或家属详细交代注意事项，患者应仔细阅读受检者须知并签署知情同意书。

二、报到流程

按照预约时间，受检者到肺功能检查区进行登记核对、检测、领取报告。具体流程见图5-1。

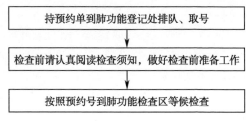

图 5-1　预约报到流程图

三、检查前准备流程

肺功能检查前准备流程见图5-2。

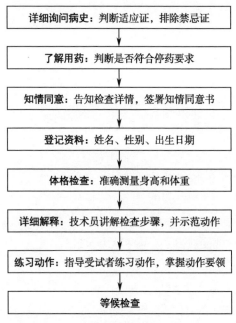

图 5-2　肺功能检查前准备流程图

第三节 肺通气功能检查流程

肺通气功能检查包括用力肺活量和时间肺活量、最大自主通气量，是一系列肺功能检查的基础，也是临床上最为广泛采用的项目。肺通气功能检查通常采用肺量计进行，故也常称肺量计检查（spirometry）。

一、用力肺活量检查

（一）用力肺活量的定义

用力肺活量（FVC）是指最大吸气至肺总量（TLC）位后，做最大努力、最快速度的呼气，直至残气容积（RV）位所呼出的气量。单位时间（秒）内所呼出的气量称为时间肺活量。在检测过程中，可同时描绘出流量 - 容积曲线（F-V 曲线）和时间 - 容积曲线（T-V 曲线）。

（二）用力肺活量和时间肺活量检测流程

1. 受检者呼气起始无犹豫，有爆发力，F-V 曲线显示呼气峰值流量（PEF）尖峰迅速出现。

2. 呼气相降支曲线平滑，呼气时间≥3 秒（10 岁以下儿童）或≥6 秒（10 岁以上受检者），或 T-V 曲线显示呼气平台出现（容积变化<0.025L）持续 1 秒以上。

3. 呼气过程无中断、无咳嗽、无牙齿或舌头阻塞接口器、无漏气、无影响检测的声门关闭等情况。

4. 重复检测至少 3 次，且 FVC 和第 1 秒用力呼气容积（FEV_1）的最佳值与次佳值之间的误差应≤0.150L。如果 FVC≤1.0L，则这些值的误差应≤0.100L。

肺量计用力肺活量检查流程见图 5-3。

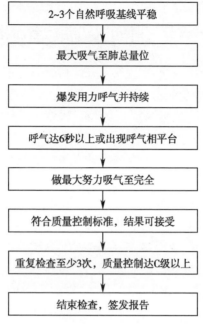

图 5-3　肺量计用力肺活量检查流程图

二、最大自主通气量检查

（一）最大自主通气量的定义

最大自主通气量（MVV）是指受检者 1 分钟内以尽可能快的速度和尽可能深的幅度重复最大自主努力呼吸所得到的通气量。通常是检测 12 秒或 15 秒的最大通气量，然后换算为 MVV。

（二）最大自主通气量检查流程（图 5-4）

1. 操作者指导受检者先平静呼吸 4～5 次，待呼气容量基线平稳后，以最大呼吸幅度、最快呼吸速度持续重复呼吸 12 秒或 15 秒。

2. 理想的呼吸频率为 90～110 次 /min，疾病状态下至少达到 60 次 /min，每次呼吸的容量为 50%～60% 肺活量（VC）。

3. 至少进行 2 次可接受的检测, 误差应 <8%。

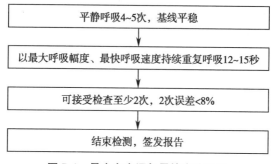

图 5-4 最大自主通气量检查流程图

第四节 支气管舒张试验流程

气道受到外界因素的刺激可引起痉挛收缩反应; 与之相反, 痉挛收缩的气道可自然或经支气管舒张药物治疗后舒缓。通过给予支气管舒张药物的治疗, 观察阻塞气道舒缓反应的方法, 称为支气管舒张试验。支气管舒张剂很多, 其中吸入型 β_2 肾上腺素受体激动剂最为广泛使用。

一、适应证及禁忌证

(一) 适应证

1. 有合并气道痉挛的疾病, 如支气管哮喘、慢阻肺等; 但肺通气功能检查已证实无气道阻塞者, 一般无须进行本试验。

2. 有气道阻塞征象, 需排除非可逆性气道阻塞的疾病, 如上气道阻塞。

(二) 禁忌证

1. 对已知支气管舒张剂过敏者, 禁用该舒张剂。

2. 有严重心功能不全者慎用 $β_2$ 肾上腺素受体激动剂；有青光眼、前列腺肥大排尿困难者慎用胆碱能（M）受体拮抗剂。

二、试验流程

1. 受检者先检测基础肺功能，然后吸入支气管舒张剂。

2. 若吸入的是速效 $β_2$ 肾上腺素受体激动剂如硫酸沙丁胺醇，应在吸入药物 15～30 分钟内重复肺功能检查；若吸入的是速效 M 受体阻滞剂如异丙托溴铵，则在吸入 30～60 分钟内重复检查。

支气管舒张试验流程见图 5-5。

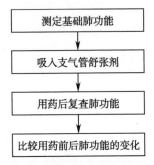

图 5-5 支气管舒张试验流程图

第五节 支气管激发试验流程

支气管激发试验是通过物理、化学、生物等人工刺激，诱发气道平滑肌收缩，然后借助肺功能指标的改变来判断支气管是否缩窄及其缩窄程度的方法，是检测气道高反应性（airway hyperresponsiveness，AHR）最常用、最准确的临床检查。支气管激发试验方法很多，吸入型激发试验是最常用的激发方法，组胺和乙酰甲胆碱是最常用的激发剂。

一、适应证及禁忌证

（一）适应证

1. 临床疑诊为支气管哮喘的受检者。

2. 慢性咳嗽、反复发作性胸闷及呼吸困难，需进一步明确病因者。

3. 对哮喘治疗效果的评估。

4. 其他需要了解气道反应性的疾病,如变应性鼻炎等。

（二）绝对禁忌证

1. 曾有致死性哮喘发作者。

2. 对吸入的激发剂有明确的超敏反应。

3. 基础肺通气功能损害严重（$FEV_1 < 60\%$ 预计值或成人 $<1L$）。

4. 未控制的高血压（收缩压 $>200mmHg$,或舒张压 $>100mmHg$）;在过去的 3 个月内有心肌梗死或脑卒中。

5. 有其他不适宜用力通气功能检查的禁忌证,如主动脉瘤、大咯血、巨大肺大疱等。

（三）相对禁忌证

1. 基础肺功能呈中度阻塞（$FEV_1 < 70\%$ 预计值）,但如严格观察并做好充足的准备,则 $FEV_1 \geqslant 60\%$ 预计值者仍可考虑予以激发试验。

2. 肺通气功能检查已诱发气道阻塞发生,在未吸入激发剂的状态下 FEV_1 即下降 $\geqslant 20\%$。

3. 近期有呼吸道感染（< 4 周）;处于哮喘发作或加重期;妊娠及哺乳期妇女。

二、试验流程

1. 检测基础肺功能　肺功能检查常用指标包括 FEV_1、PEF 和比气道传导率（sGaw）等,以 FEV_1 最常用。

2. 吸入生理盐水再检测肺功能　一方面,让受检者认识吸入激发试剂的过程,减轻其心理负担,熟悉吸入方法,增加吸入过程的协从性;另一方面,观察稀释液生理盐水是否对肺通气功能有所影响,作为以后吸入激发剂的参照。若吸入生理盐水后 FEV_1 下降 $>10\%$,则其本身即可增加气道反应性,或受检者经数次深吸气诱发气道痉挛,其气道反应性较高,此时试验不宜继续进行,或采用最低浓度

(剂量)的激发剂做起始激发,但需严密观察,谨慎进行,同时在试验报告中注明。

3.吸入激发剂 从低浓度(剂量)开始,按不同方法吸入激发剂,吸入后再检测肺功能,直至 FEV_1 较参照值下降≥20%,或出现明显的不适及临床症状,或吸入最高浓度(剂量)为止。

4.吸入支气管舒张剂 若激发试验阳性且伴明显气促、喘息,应给予支气管舒张剂吸入以缓解受检者症状,经过 10～20 分钟肺功能指标恢复后终止试验。

支气管激发试验流程见图 5-6。

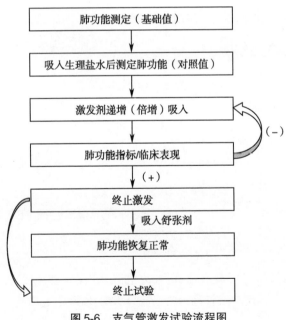

图 5-6 支气管激发试验流程图

第六节　弥散功能检查流程

肺的弥散功能是指某种肺泡气通过肺泡膜从肺泡向毛细血管扩散到达血液内，并与红细胞中的血红蛋白结合的能力。目前多利用一氧化碳（CO）进行肺弥散功能的检测，包括一口气呼吸法、内呼吸法、恒定状态法以及重复呼吸法等，其中一口气呼吸法在临床上最为常用。

肺一氧化碳弥散量（D_LCO）是指 CO 在单位时间及单位压力差条件下所能转移的量，是反映弥散功能的主要指标。

肺弥散功能检查流程（图 5-7）如下：

1. 操作者向受检者详细介绍检测动作，示范并指导依次练习呼气、深吸气、屏气、呼气等动作，包括呼吸动作的幅度和速度。

2. 受检者夹鼻夹、口含接口器后平静呼吸 4～5 个周期，待潮气末基线显示平稳后，指导其呼气至残气容积（RV）位，接着令受检者快速均匀吸气至肺总量（TLC）位，屏气 10 秒，最后均匀中速呼气至完全。

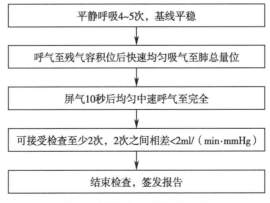

图 5-7　肺弥散功能检查流程图

3．整个检测过程中必须保证无漏气，特别注意口角和呼气阀。

4．吸气容量不少于 85% 肺活量（VC）；吸气时间不超过 2.5 秒（健康人）或不超过 4 秒（气道阻塞者）；对某些确实不能屏气 10 秒者，可依据病情需要缩短屏气时间但不低于 7 秒；呼气时间应控制在 2～4 秒内。

5．重复检测间隔时间应≥4 分钟，且最佳 2 次 D_LCO 间相差 <2ml/（min·mmHg）。

第七节　肺容积检查流程

呼吸道和肺泡内气体的总含量称为肺容积，其大小随呼吸运动而改变。随着肺和胸廓的扩张和回缩，肺的容量相应改变。

肺容积检测中涉及肺内能呼出的气量如潮气容积（VT）、补吸气容积（IRV）、深吸气量（IC）、补呼气容积（ERV）和 VC 可直接检测，而涉及肺内不能呼出的 RV、功能残气量（FRC）和 TLC 则无法直接测得，必须通过间接法检测。

一、直接检查

VT、IRV、IC、ERV 和 VC 等肺内能呼出的气量可应用传统的肺量计直接检查。现代电子肺量计、体积描记仪检测上述容量是通过流量对时间的积分信号计算得到的。这种检测方法，称为慢肺活量检查（图 5-8）。

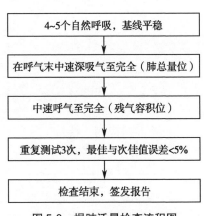

图 5-8　慢肺活量检查流程图

二、间接检查

RV、FRC 和 TLC 这些肺容积涉及肺内不能呼出的气量（RV），不能直接用肺量计检查，必须通过间接法测得。由于 RV 的测值不稳定，重复性较差，而 FRC 检测仅要求受检者平静呼吸，重复性较好，故首先检测 FRC。结合慢肺活量检查所测得的 FVC 等相关参数，可计算出其他肺容积指标的数值。

间接法常用有体积描记法、氦稀释法、氮冲洗法等。

第八节　体积描记仪检查流程

体积描记仪（简称体描仪）是肺容积和气道阻力检查中非常重要的仪器，其检测基于波义耳定律，即在密闭和恒温的情况下，一定量的气体被压缩或膨胀后其体积会减少或增加，而气体的改变遵从于在任何时候压力与体积的乘积保持恒定的规律。

体积描记仪检查流程（图 5-9）如下：

1. 关闭箱门，等 2 分钟左右以使热传导达到稳定，要求受检者尽可能放松。

2. 受检者口含接口器平静呼吸直至呼气末水平（FRC 位）稳定，通常需要 3～7 次潮式呼吸。

3. 气道阻力检测　在平静呼气末，令受检者浅快呼吸，呼吸频率为 90～150 次 /min，至少应记录 3～5 个满足技术要求的重复性好的呼气流量 - 体描仪箱内压力曲线。

4. 肺容积检测　浅快呼吸后，阻断器会在平静呼气末阻断 2～3 秒，此时要求受检者仍保持浅快呼吸动作（口腔压为 ±10cmH$_2$O），但呼吸频率为 30～60 次 /min，至少应记录 3～5 次浅快呼吸动作。

5. 慢肺活量检测　阻断器打开，受试者进行一次补呼气容积（ERV）动作，接着做一次慢吸气肺活量（inspiratory vital capacity，IVC）

动作[或者先做一次深吸气量(IC)动作,再做一次慢呼气肺活量(EVC)动作]。如果需要,受试者可以在胸腔气量(TGV)和肺活量(VC)检测之间离开接口器进行休息。也可以让受试者做完浅快呼吸测定后先进行2~3次潮式呼吸,然后再接着做补呼气(ERV)和吸气肺活量(IVC)测定。在整个检查过程中,受检者口含接口器不能松脱,口角不能漏气,否则呼吸容量基线漂移,导致TLC、RV等计算出现较大的误差。

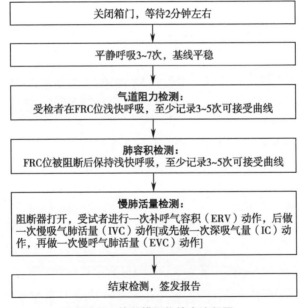

图5-9 体积描记仪检查流程图

第九节 强迫振荡技术检查流程

强迫振荡技术(force oscillation technique,FOT)检测呼吸阻抗于1956年由Dubois提出,此后相继发展了单频振荡、多频振荡、伪随机噪声振荡、随机噪声振荡及脉冲振荡（impulse oscillometry，IOS）等技术。IOS 于 1996 年开始应用于临床，其突出特点是操作简便、耗时短；受检者只需口含接口器自主呼吸即可快速、精确得到呼吸系统阻力和顺应性的状况，无需食管气囊等侵入性装置；受检者无须用力呼吸或做呼吸暂停、屏气等动作，不受受检者配合的影响；受检者无痛苦、无禁忌证，适用对象广泛，特别是老人、儿童和重症受检者均可应用；可提供多种呼吸生理和呼吸动力学参数，利于对呼吸系统疾病的研究。

一、检查方法及注意事项

受检者坐直，头保持自然、水平或稍上仰，夹上鼻夹，双手掌或指腹压住颊部，牙齿咬紧接口器，舌头不能堵塞接口器，不能漏气。检测过程中要求受检者放松，呼吸曲线平稳，连续记录 45～60 秒。检测过程中应注意：

1. 取坐位，而不应取卧位或立位，以免胸廓和膈肌对呼吸阻抗产生不同影响。

2. 固定颊部，防止颊部活动引起测值改变。

3. 夹上鼻夹，避免外加压力信号被旁路。

4. 双手压颊部，避免颊部振动而增加口腔的顺应性，从而影响检测的精确性。

5. 舌置于接口器下，避免堵塞呼吸通道而增加阻力。

6. 保持平静呼吸，因潮气量过小或呼吸频率过快时产生无效通气，影响测值。

7. 避免过紧的衣物、腰带、胸带等。

二、检查流程

强迫振荡技术检查流程见图 5-10。

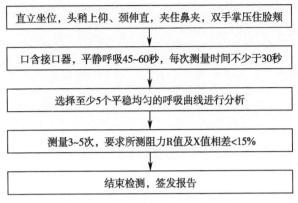

图 5-10 强迫振荡技术检查流程图

第十节 心肺运动试验流程

心肺运动试验（CPET）是目前临床上较为全面地了解从静息到运动状态下心肺及代谢等多系统功能变化、对整体功能状态进行无创评估的唯一临床检查方法。

一、设备

1. 运动测力设备，如功率自行车、活动平板（跑台）、上臂测力计。

2. 气体分析及肺功能仪器。

3. 心电图记录仪。

4. 血压监测仪。

5. 脉搏氧饱和度仪。

6. 动静脉血管通路的开放、压力检测装置、血液气体分析及血液生化物质分析仪等，可根据需要配置。

二、适应证及禁忌证

（一）适应证

CPET 临床适用范围非常广泛。针对呼吸系统疾病、心血管疾病、代谢及神经系统、消化系统等疾病，CPET 数据可为诊断与鉴别诊断、疾病严重程度评估、危险分层与疾病管理，药物、器械及手术等治疗效果评估，运动康复和预后预测提供客观定量的依据。此外，CPET 可以对正常人功能状态进行整体评估，从而更大范围地适用于疾病预防、亚健康辨识和健康管理与零级预防。

（二）禁忌证

适度运动的 CPET 没有绝对的禁忌证。对运动过程中的功能指标进行严密细致的动态监测是非常重要的。

1. 绝对禁忌证　急性大面积心肌梗死；急性肺栓塞；未控制、不稳定或者急剧加重，且伴有临床症状或呼吸和血流动力学障碍的心血管及肺部疾病（如心律失常、不稳定型心绞痛、心力衰竭、急性心肌炎或心包炎，不稳定呼吸衰竭、气胸、咯血、支气管哮喘急性发作等）；急性或者有明显症状的主动脉夹层分离。

2. 相对禁忌证　呼吸和血流动力学不稳定的各种心血管、肺病重症；严重高血压（静息状态收缩压 > 200mmHg 和 / 或舒张压 > 110mmHg）未控制；严重血清电解质紊乱；精神或体力障碍而不能进行运动试验。

三、检查流程（图 5-11）

1. 了解适应证与禁忌证　检查前应详细询问受检者病史，判断是否符合 CPET 的适应证，并注意排除禁忌证。

2. 检查前需排除影响因素　了解受检者最近的用药情况，判断是否会影响检查结果；检查前 2 小时应避免大量进食；检查当天避免饮用可乐、咖啡及浓茶等；检查前 1 小时避免吸烟；检查前 30 分钟避免剧烈运动。预约检查时就应告知受检者具体的停药方法以及避免从事的活动。

3. 心肺运动试验过程　临床上应用最多的检查方案是在负荷功率自行车上进行症状限制性的功率递增运动试验。该运动过程包括静息状态(≥3分钟)、无功率负荷热身运动(≥3分钟);根据性别、年龄和功能状态等选择10～50W/min的功率递增速率,令受检者进行负荷运动直至出现运动受限,并继续记录≥5分钟的恢复情况。选择合适负荷功率递增幅度的目的是将总运动时间控制在10分钟以内。在安全的前提下,技术人员和医师应鼓励受检者尽可能坚持运动直至极限,强调达到最大运动水平的重要性。若受检者无法继续坚持,应向检测人员示意并指出不适部位。运动结束移开接口器或面罩之后,医师应立即以非诱导的方式询问受检者终止运动的原因,用于评价受检者运动受限症状的意义。

注意:恢复期早期应嘱受检者继续做无负荷缓慢踏车至少20秒,以免剧烈运动突然终止时出现血压骤降和头部不适。

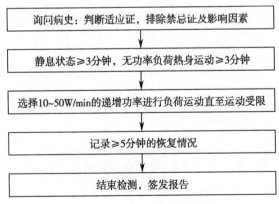

图 5-11　心肺运动试验流程图

第十一节　肺功能检查结果解读及评估流程

肺功能检查临床应用广泛,但其检查方法众多,所反映的呼吸生理功能特点也各有侧重。如何从众多的检查中选择恰当的方法并对结果进行正确的解读及评估,是临床评估思路的关键。

肺通气功能检查可反映肺容积及气道通畅性情况,具有简单易行和重复性好等优点,并且大多数肺部疾病的损害都可在通气功能检查中有所反映,是目前临床上应用最为广泛也是首选的检查。进一步的肺功能后续项目可依据通气功能检查的结果并结合疾病的特点进行选择(图 5-12)。肺通气功能的检查结果可能有 5 种:通气

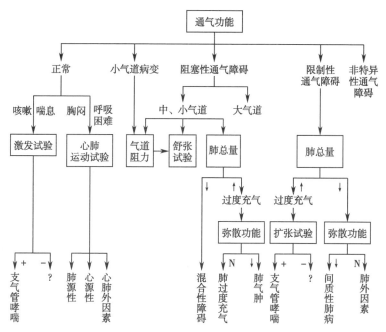

图 5-12　肺功能检查结果解读及评估流程

N:正常

功能正常、小气道病变、阻塞性通气障碍、限制性通气障碍和非特异性肺通气障碍。

一、通气功能正常

一般情况下,受检者肺功能良好时,可大致判断其肺功能正常,无须进一步进行其他检查项目,但除外以下情况:

1. 准备做胸外科手术者 根据欧洲呼吸学会及欧洲胸外科学会的联合建议,即使肺通气功能检查正常,也应加做 D_LCO 检测,如两者均在正常范围内(>80% 预计值),可予手术治疗。如 D_LCO 有异常,则需进一步做 CPET 或区域肺功能检查(核素肺通气或肺灌注扫描),以判断受检者的通气代偿能力和手术区域的肺功能状态,这对判断手术耐受力和预防术后并发症的发生甚有帮助。

2. 受检者有反复咳嗽、胸闷、喘息发作的病史 这些受检者可能合并哮喘,他们易受生物钟波动规律的影响而出现夜间症状发作和通气障碍,但在日间肺功能检查时可表现为正常。此外,这些受检者在受到外界因素的强烈刺激(如剧烈运动、吸入过敏原、吸入冷空气等)时可诱发其气道痉挛,但如没有暴露于这些刺激因素时也可表现正常。因此通气功能正常并不代表其肺功能没有问题,可对这些受检者进行支气管激发试验。

3. 受检者有呼吸困难特别是运动后呼吸困难的病史 由于通气功能检查反映的是静态的肺功能状态,即使其基础通气功能正常,也不能反映运动过程中的呼吸功能障碍,因此需要了解运动中的呼吸功能改变,特别是受检者伴有冠心病、高血压、心律失常等病史,此时更需要对呼吸困难是由于呼吸系统疾病还是心血管系统疾病所导致的进行鉴别。CPET 通过心肺运动偶联,可以检测出运动中出现的呼吸困难是由于运动系统、呼吸系统还是心血管系统的原因所导致。

二、小气道病变

当最大呼气中期流量（MMEF 或 FEF$_{25\%\sim75\%}$）、用力呼出 50% 肺活量的呼气流量（forced expired flow at 50% of FVC，FEF$_{50\%}$）和用力呼出 75% 肺活量的呼气流量（forced expired flow at 75% of FVC，FEF$_{75\%}$）等反映小气道功能的指标异常时，提示小气道可能发生了早期损害。呼吸气流除受到气道管径的影响外，还受到呼吸压力的影响，故气道阻力检测，同步检测呼气气流及与之相应的呼吸驱动压，可更敏感地反映气道的功能状态。如气道阻力增加，证实了气道功能受损，可考虑予以支气管舒张试验，进一步了解气道功能的可逆性和治疗效果。

三、阻塞性通气障碍

当通气功能显示以呼气流量下降为主要表现时，提示阻塞性通气障碍。此外，F-V 曲线的特征性改变对判断阻塞部位有非常重要的意义。如是呼气相流量受限呈平台样改变，提示胸内型上气道阻塞；如是吸气相流量受限呈平台样改变，提示胸外型上气道阻塞；如呼、吸双相流量受限，提示固定型上气道阻塞；如流量受限在 F-V 曲线下降支的中、后期尤为明显，提示中、小气道阻塞。

对于通气功能检查提示气道阻塞者，还可结合胸部影像学检查考虑进行肺容积检测，了解受检者是否存在过度充气。如肺容积检查显示 RV、FRC、TLC、RV/TLC 增加，则提示有肺过度充气，此时需进行是否合并肺气肿的鉴别。D$_L$CO 能了解肺泡气体的弥散能力，在肺泡结构受到破坏的肺气肿受检者，其 D$_L$CO 降低，而仅有肺过度充气的受检者 D$_L$CO 正常，可予以鉴别。

四、限制性通气障碍

如通气功能显示以肺容积（如 VC 或 FVC 等）下降为主，提示限制性通气障碍,此时需进一步做 TLC、RV 等全面的肺容积检查,以确认肺容积是否确实受限。在肺过度充气时,主要表现为 RV 增加,此时 VC 可以减少,但 TLC 没有减少甚或增加,因此 TLC 的检查可排除假性限制性通气障碍。如确有肺过度充气的表现,可做支气管舒张试验,了解舒张剂吸入后肺过度充气是否可以改善,进而做出是否哮喘的诊断。

如确认是 TLC 减少,限制性病变,则需进行 $D_L CO$ 检查,了解限制肺容积扩张的病变是由于肺内因素(如肺纤维化、肺泡蛋白沉着症、毁损肺等)或是肺外因素(如胸廓畸形、胸膜增厚粘连等)所引起。如 $D_L CO$ 正常,则可能是肺外因素,反之则可能是肺内因素。如有 $D_L CO$ 下降,还需进一步考虑是由于弥散距离增加(如肺纤维化、肺水肿等致肺泡膜增厚等),还是由于弥散面积减少(如肺气肿)所致。

在临床实践中,部分限制性通气障碍的患者可表现出 FVC 及 TLC 不成比例地下降,即 FVC 或 TLC 受损的程度不一致,FVC 较 TLC 受损程度更重,导致两者占预计值百分比差异增大。TLC% 预计值与 FVC% 预计值之差 >10% 的限制性通气障碍定义为复杂型限制性通气障碍。通过回顾性分析此类患者的病史及影像学等资料发现,这种 TLC 与 FVC 不成比例地下降可能提示肺气体排空过程障碍,如神经肌肉疾病、隐匿性的气体陷闭及胸壁活动受限等。从这个角度考虑,FVC 较 TLC 更优于评估限制性通气障碍的严重程度。对这种复杂型肺功能障碍类型的认识,有助于进一步了解肺呼吸生理功能,临床上也可协助疾病的鉴别诊断。

五、非特异性肺通气功能障碍

当 $FEV_1/FVC(VC)$ 正常、TLC 及 FVC(VC)正常,既不符合阻塞也不符合限制性通气障碍,但 FEV_1 下降时,提示非特异性肺功能(nonspecific pulmonary function, NSPF)表现。目前研究表明,NSPF

是一种常见的肺功能障碍表现,也是一种独立的肺功能类型,但患者的临床特点、影像学表现无特异性。部分 NSPF 可长期稳定存在,部分可转变为其他类型,如阻塞性通气障碍。

第十二节 肺功能诊断报告书写规范

肺功能诊断报告书是将肺功能检查项目所检测到的全部信息,用数据、文字、图形等方式记录下来,结合病史、体征和其他检查结果进行综合分析,提出诊断意见,供临床参考。报告单书写要求如下:

1. 一般项目 包括姓名、性别、年龄、身高、体重、门诊号、住院号、科室、床号和肺功能号等。

2. 数据 包括各个检测指标的预计值及符合重复性标准的多次实测值。新版软件中还会显示正常范围下限(LLN)和最佳值与预计值的差值占标准差的倍数(Z 值)。

3. 图形 包括各项检测项目的图形,如通气功能检测的 F-V 曲线和 T-V 曲线、MVV 曲线、弥散功能检测的一口气呼吸法曲线及肺容积检测曲线等。

4. 数据分析 数据分析是将肺功能检查所获得的全部信息,提取对诊断有价值的部分或者有异常的指标,用肺功能术语,作简明扼要的描述。包括肺功能障碍的类型(阻塞性、限制性和混合性)和程度(轻度、中度、中 - 重度、重度和极重度)、气流受限的部位(上气道、大气道、小气道)、弥散功能是否下降及其程度(轻、中、重度)、肺容积是增高还是降低及气道阻力是否异常等。

5. 肺功能提示(肺功能诊断) 根据前面四项的内容,结合临床提出诊断意见。

(1)肺功能正常结论:肺功能检查未见明显异常。

(2)肺功能检查异常结论

1)明确的结论:当某一病变具有鲜明的肺功能指标和曲线特征

及高度的特异性时,可作充分肯定的或否定的诊断,如肺功能提示气道高反应性(AHR)等。

2)部分明确的结论:如吸入支气管舒张剂后 FEV_1/FVC 仍然<70%,虽难以作出肯定性诊断,但是可明确作出阻塞性通气障碍的诊断。

3)不明确的结论:若某一肺功能检查数据或图形显示有异常,难以作出肯定性诊断或难以判定病变部位时,可以对所见数据和图形进行客观描述,结合有关资料作出恰当的提示性推断,供临床参考。

6. 提出建议　通过肺功能检查,如有下列情况者应提出建议:

(1)由于受检者配合欠佳导致数据和图形重复性差,建议复查。

(2)进行药物治疗者,如肿瘤化疗导致其弥散功能下降,建议随访。

(3)需进一步明确诊断者,如支气管激发试验可疑阳性,为明确是否真正存在 AHR,建议复查。

7. 签名和日期　肺功能检查医师应亲笔签名并注明出报告时间。若报告单用计算机打印方式生成,医师应在报告单打印前做好审核。

8. 急危重症受检者报告　检查后需及时获取信息的,可以口头形式报告临床医师,但最终以正式书面报告为准。

一张理想的肺功能检查报告单,应按以上几个方面逐项书写,做到字迹清楚、语言精练、重点突出、检测准确、肺功能术语运用确切、论述内容层次清楚、肺功能诊断和建议恰当。

第十三节　肺功能检查报告单复审流程

为减少或避免检查结论误判、检查数据失控等事件的发生,肺功能医师应对全部病例尤其是疑难病例及特殊病例的报告进行复核。

1. 复核医师应由主治或主治医师职称以上者担任,核对申请单中要求、检测过程中的问题及正式报告单的审核。

2. 复核医师应对肺功能检查申请的项目及要求与报告单上已检测的项目逐项核对。若发现申请内容或要求与肺功能检查项目不符时，应与下医嘱医师联系商榷；若发现报告单受检内容与申请单不符或漏检时，应通知受检者复查。

3. 复核医师应对报告单的上项（包括受检者姓名、性别、年龄、身高、体重等）、中项（肺功能检查数据和图形）、下项（报告医师、检查时间等）一一核对，不留缺项。

4. 复核医师应对数据分析、图形描述和肺功能结论部分进行仔细审核。若发现检查数据或图形与受检者其他临床资料不吻合，或检查数据出现很大偏移以致无法作出合理的临床解释时，应通知受检者复查，并与操作者一起指导受检者进行规范化检测；若报告单已发放给受检者或交至医嘱医师，为避免延误诊断和治疗，应及时紧急撤回报告单并耐心与受检者及医嘱医师沟通，重新检测。

5. 复核医师应在审核报告中修正不规范或错误术语及描述用词，统一描述内容与诊断的一致性。发现问题后应提出对受检者进行复查或进行有关检验或其他检查的建议。

6. 如复核医师在申请要求以外的肺功能检查项目中有阳性发现，亦需在报告单上写出。

7. 复核医师应在报告单上签名。

肺功能检查的准确性受诸多因素影响，如受检者自身因素（如年龄大、语言沟通或理解能力差、病情危重而不能配合、合并特殊疾病如主动脉瘤或咯血等肺功能检查的禁忌证等）、设备因素（如仪器型号及性能不同，传感器和分析仪的敏感性和精确性有差异）和检测人员因素（为调动受检者进行吸气和呼气动作的配合，不同检测人员有不同的示范方式，而且对检测过程中质量控制标准的理解把握也可能存在差异）。肺功能检查是从功能学的角度对受检者的状态进行检测，要以病理诊断或临床最后诊断为准。与肺功能检查相关的医疗活动应充分与临床医师沟通。在发送肺功能检查报告时要将上述情况明确告知受检者。

（梁斌苗）

参 考 文 献

[1] 郑劲平,高怡.肺功能检查实用指南[M].北京:人民卫生出版社,2009.

[2] 喻鹏铭,车国卫.成人和儿童呼吸与心脏问题的物理治疗[M].4版.北京:北京大学医学出版社,2011.

[3] 中华医学会呼吸病学分会肺功能专业组.肺功能检查指南(第一部分)——概述及一般要求[J].中华结核和呼吸杂志,2014,37(6):402-405.

[4] 中华医学会呼吸病学分会肺功能专业组.肺功能检查指南(第二部分)——肺量计检查[J].中华结核和呼吸杂志,2014,37(7):481-486.

[5] 中华医学会呼吸病学分会肺功能专业组.肺功能检查指南(第四部分)——支气管舒张试验[J].中华结核和呼吸杂志,2014,37(9):655-658.

[6] 中华医学会呼吸病学分会肺功能专业组.肺功能检查指南(第三部分)——组织胺和乙酰甲胆碱支气管激发试验[J].中华结核和呼吸杂志,2014,37(8):566-571.

[7] 中华医学会呼吸病学分会肺功能专业组.肺功能检查指南——肺弥散功能检查[J].中华结核和呼吸杂志,2015,38(3):164-169.

[8] 中华医学会呼吸病学分会肺功能专业组.肺功能检查指南——肺容量检查[J].中华结核和呼吸杂志,2015,38(4):255-260.

[9] 中华医学会呼吸病学分会肺功能专业组.肺功能检查指南——体积描记法肺容量和气道阻力检查[J].中华结核和呼吸杂志,2015,38(5):342-347.

[10] 郑劲平.肺功能检查临床意义和诊断思路[J].中国实用内科杂志,2012,32(8):569-574.

[11] Clay RD, Iyer VN, Reddy DR, et al. The "complex restrictive" pulmonary function pattern: clinical and radiological analysis of a common but previously undescribed restrictive pattern[J]. Chest, 2017, 152(6): 1258-1265.

第六章 常用肺功能仪器标准操作规程

肺功能检查需要通过各种肺功能仪器进行,通过测量呼吸生理的常用指标如呼吸流量、呼吸容量、呼吸压力以及呼吸气体成分分析,以及这些参数的组合来判断肺功能状态。不同肺功能仪器检测的参数组合不同,且需通过计算机程序的设置来实时分析肺功能指标,指导临床诊治。

肺功能检查相关工作人员在使用仪器前,应仔细阅读各肺功能仪器生产厂家提供的仪器使用说明书或用户手册,并接受生产厂家工程师的仪器操作专业培训,掌握肺功能仪器的标准操作规程(standard operation procedure,SOP)。

本章主要介绍临床常用肺功能仪器的标准操作规程。部分肺功能仪器已能结合物联网技术将肺功能检查报告实时传输到肺功能质量控制和诊断中心,相关操作规程也一并介绍。

第一节 常用肺功能仪器的标准操作规程

一、安装肺功能仪器

根据仪器用户手册,安装传感器、激发试验雾化装置,连接呼吸管路、呼吸气体采样线、压缩气瓶等部件。肺功能仪器在使用前必须确保各部件处于正确连接状态。尤其是传感器,经常需要拆卸、清洗、消毒,重新组装时务必注意方向性,切勿反向安装,否则将导致测试时呼气与吸气数据倒置。

二、启动肺功能仪器

开启肺功能主机电源开关，再开启计算机电源，打开压缩气瓶的阀门，调节至合适压力。预热 15～30 分钟。便携式肺量计无主机，直接启动计算机电源即可。

三、启动肺功能操作软件

计算机系统开机后，开启肺功能检查程序。查看程序是否运行正常。

四、校准肺功能仪器

每天工作开展前需完成仪器校准。所需的校准步骤与仪器配置有关，包括环境参数校准、容积校准、气体分析器校准（弥散/残气/运动/代谢校准）、体积描记仪校准、脉冲振荡仪阻抗验证、激发试验雾化装置流量校准等。

（一）环境参数校准程序

启动"环境参数校准模块"，录入室内温度、湿度、大气压力和海拔高度的数值。某些仪器带有温度、湿度和气压的传感器，可对环境参数进行自动检测，为确保测量数据的准确性，环境参数传感器切勿直接暴露于阳光下或接近加热元件。

（二）容积校准/流量校准程序

启动容积校准/流量校准程序，在设置选项中选择定标筒容积（1L/2L/3L），并选择校准模式（单流量/三流量），输入推拉次数（3～10 次）。然后将定标筒连在流量传感器上，均匀推拉定标筒的拉杆进行校准，保证定标筒推拉过程不停顿，完成定标后结果自动保存。

先进行单流量容积校准，以中流量重复推拉定标筒。后进行三流量容积验证，根据校准程序界面的提示，分别以低流量（0.5～

1.5L/s)、中流量（1.5～5.0L/s）和高流量（5～12L/s）重复推拉定标筒，校准程序界面会实时显示各种流量已达标的推拉次数。

当推拉次数达到设置要求时，校准程序会自动结束，并显示校准结果是否通过。具体通过标准请查阅各种仪器的使用说明书。例如，Jaeger 肺功能仪器的定标系数可接受范围为：呼气校正系数（CorrEx）和吸气校正系数（CorrIn）范围在 0.9～1.1，越接近 1.0 越好；呼气打气质量偏差（Qex）和吸气打气质量偏差（Qin）以百分比表示，小于1.0% 为合格。若程序提示校准不通过，则需要重新定标。如果经过多次定标仍不能通过，请首先检查流量传感器是否连接好（定标系数偏小），或可能流量传感器脏了（定标系数偏大），需要清洗传感器。

（三）气体分析器校准程序

配备气体分析器的系统每天开机都应校准，肺功能仪器品牌与型号不同，所需要的定标气体种类及浓度有一定差异。

注意：应将校准气瓶上的标化气体浓度读数输入软件中，每次更换气瓶时都应重新输入实际使用的气体浓度。

正确连接采样管，启动弥散或残气或运动/代谢气体分析器的校准程序，随程序提示进行操作。然后等待程序自动进行校准，校准界面将显示校准气体的浓度曲线，如甲烷和一氧化碳的浓度曲线，或氧气和二氧化碳浓度曲线等。校准完成后，程序将自动结束，并显示校准结果（图 6-1）。如果有一个或者多个数值在可接受范围之外，必须重新校准。如果碱石灰吸收器已完全耗尽，校准则无法执行，软件将会显示一个提示更换的信息，应及时更换后再校准。如果校准数值仍在不可接受范围，应当联系厂家获得技术支持。

（四）体积描记仪校准程序

配备体积描记仪（简称体描仪）的系统每天开机都应校准，包括漏气时间和箱压校正。完成环境参数和流量传感器定标后，关闭体描仪，然后开启体描仪校准程序，系统提示等待 2 分钟，随后自动开始定标程序，漏气时间和箱压各测定 3 次，时间常数（T）取均值，体

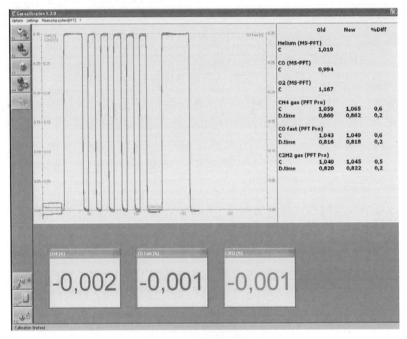

图 6-1　气体校准结果

描仪压力的校准系数（KPB）取最佳值（最低值）记录，完成后结果会自动出现（图 6-2），无任何提示框出现为校准通过。

注意：外界的压力波动如猛然关门、震动等都可导致箱压增加，即定标变得不准确。若多次校准有错误提示应联系工程师上门处理。

（五）脉冲振荡仪阻抗验证程序

关闭脉冲振荡仪后面的终端阻力器窗口，在脉冲振荡检测器受检者测试端连接标准阻力器，启动检测程序，开始进行阻抗的验证（图 6-3）。

注意：验证时勿向仪器吹气，亦勿施加振动。

直到程序自动结束，查看验证结果，若阻抗测量误差 < 10% 或 < 0.01kPa/（s·L）（取大者）为符合要求，如不符合则需重新开始校验。

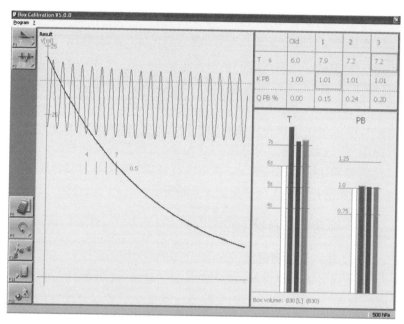

图6-2　体积描记仪校准结果

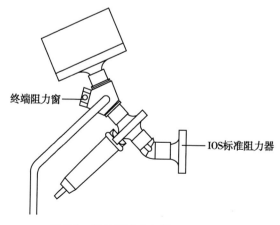

图6-3　脉冲振荡仪阻抗验证示意图

（六）激发试验雾化装置流量校准程序

连接激发试验定量雾化装置，包含雾化器（空）与呼出气过滤器（干），确保管路连接紧密；然后，打开定量雾化装置的校准程序，设定定标筒的容量，把定标筒连接在装置的喷雾端；接下来，需保持低流量（<1～2L/s）连续推拉定标筒，直至校准完成（见第八章图8-10）。如果校准结果超出设备自定义的可接受范围，应积极查找原因，如管路漏气、过滤器潮湿导致阻力过大等，处理后再重新校准。一旦清洗定量雾化装置的流量计，或更换过滤器，管路阻力都会发生变化，应重新进行定量雾化装置的流量校准。

五、肺功能仪器操作程序

（一）输入受检者信息

新受检者需新建资料，依次输入受试者编号、姓名、性别、出生日期、身高、体重等信息。旧受检者可通过受试者编号或姓名查找既往检查资料，更新身高、体重。选择合适的肺功能预计值。

（二）通气功能检查仪器操作程序

1. 慢肺活量检查仪器操作程序　从主界面中点击"VC"图标进入界面，进入慢肺活量检测程序。测试界面可实时显示时间 - 容积曲线，根据曲线提示指导受检者进行正常呼吸，潮式呼吸稳定达5次后，进行补呼气法或补吸气法完成慢肺活量检测，重复操作可获得更多次数检测结果。根据质量控制标准筛选合格测试并保存结果。

2. 用力肺活量检查仪器操作程序　从主界面中点击"FVC"图标进入界面，进入用力肺活量检测程序，测试界面可实时显示时间 - 容积曲线和流量 - 容积曲线，待屏幕显示检测基线平稳后，指导受检者进行正常呼吸，潮式呼吸稳定后直接进行用力吸气 / 呼气动作。重复操作以获得更多次数检测结果，最少应获得3次符合重复性要求的检测结果，一般最多不超过8次检测。根据质量控制标准筛选合格测试并保存结果。

3. 最大自主通气量检查仪器操作程序　在主界面点击"MVV"图标,进入最大自主通气量检测界面。指导受检者平静呼吸 4～5 次,待呼气容量基线平稳后,以最大呼吸幅度、最大呼吸速度持续重复呼吸 12 秒或 15 秒,屏幕可实时显示动态曲线。休息 5～10 分钟后重复第 2 次检查。根据质量控制标准筛选两次合格测试并保存结果。

(三)肺弥散功能检测仪器操作程序

1. 一口气法弥散功能检测仪器操作程序　从主界面启动"一口气弥散功能检测"程序,进入测试界面,先进行零点调整,然后让受检者含紧接口器,夹紧鼻子,完成 3 次以上正常呼吸,然后尽力深呼气,呼气至残气位后做快速最大最深的吸气动作,吸入弥散检测气体,继续含紧接口器并屏气 10 秒,屏幕倒数时间结束后让受检者立即持续地均匀呼气,不得迟疑或中断,呼气完成后可离开接口器,程序自动计算结果并保存数据(图 6-4)。

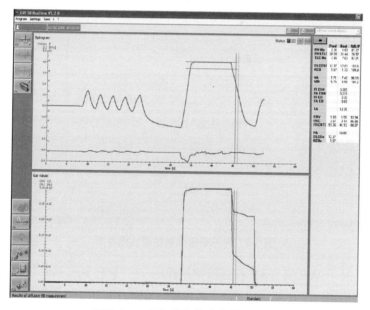

图 6-4　一口气法弥散功能检测界面

注意：屏气过程中如果有吸气或呼气动作，会反映在口压上，超过±3kPa时数据无效。重复检测必须间隔4分钟以上。

2. 内呼吸法弥散功能检测程序 从主界面启动"内呼吸法弥散功能"检测程序，让受检者做快速最大吸气动作，吸入弥散气体后，立刻让其缓慢、规律地做最大呼气动作，利用限流阀将呼气流量控制在0.3~0.7L/s（图6-5），当受检者达到最大呼气动作时，继续正常呼吸数次后可离开接口器。

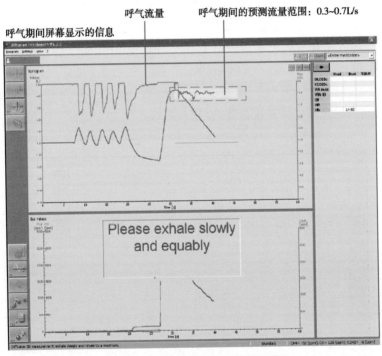

图6-5 内呼吸法弥散功能检测界面

3. 一氧化氮（NO）膜弥散检测程序 "一氧化氮膜弥散"程序不仅可检测一氧化氮（NO）和一氧化碳（carbon monoxide, CO）的弥散量，还可检测肺泡-毛细血管膜弥散量（Dm）和毛细血管血量（blood

volume capillary，Vc）。操作过程同一口气法，区别在于使用的示踪气体不一致。

4. 重复呼吸法弥散功能检测程序　连接重复呼吸气袋，检查吸收器。启动"重复呼吸弥散功能"检查程序。随着测试程序的开始，先清空重复呼吸气袋，然后使用氧气进行冲洗，并进行零位调整。随后，根据预先调整的填充体积，使用氦气和氧气来填充重复呼吸袋。充气完成后让受检者含紧接口器，夹住鼻夹，开始正常呼吸。受检者呼吸的气体混合物中，包含大约 9% 的氦气和 32% 的氧气组分。随着受检者的呼吸，为了保持氧气的容量，仪器每分钟自动添加 250～300ml 的氧气至重复呼吸袋中。受检者潮式呼吸规律后开始冲洗阶段，嘱受检者做一次补呼气动作，随后继续正常呼吸，直到冲洗平衡，氦气浓度在 30 秒内变化小于 0.02%，随后进行一次补呼气法慢肺活量检测（图 6-6）。正常人需要冲洗 4 分钟左右，阻塞越严重的受检者所需时间越长。

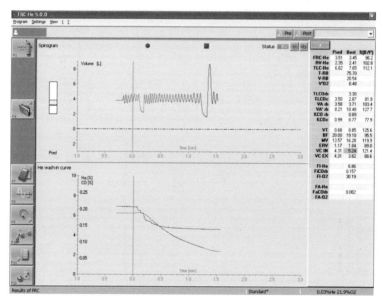

图 6-6　重复呼吸法弥散功能检测界面

注意：整个过程中必须含紧接口器和夹紧鼻夹以防漏气。最后计算结果并保存数据。

（四）体积描记检测仪器操作程序

让受检者坐在体描仪内，关闭箱门；从主界面启动"体描仪检测"程序，对讲系统自动启动；温度平衡约 1 分钟后，让受检者用鼻夹夹紧鼻子并口含接口器，正常呼吸，窗口上实时显示特定的阻力环并出现呼吸描记图；获得满意的阻力曲线后，叮嘱受检者保持正常呼吸动作，进行胸腔气量检测，下次呼气末时阻断器自动关闭，这时应鼓励受检者继续保持正常呼吸动作，随后阻断器再次开放，让受检者进行一次用力肺活量或慢肺活量检测（图6-7）。

注意：应依照设定的补吸气或补呼气法操作。

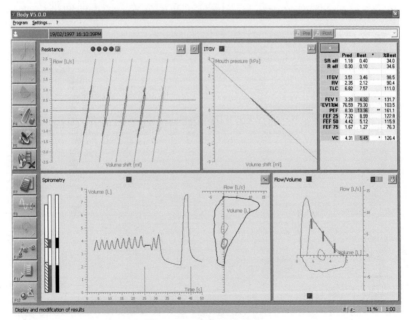

图6-7　体描仪检测界面

完成动作后计算结果并保存数据。重复以上操作以获得更多次检测结果。

（五）脉冲振荡气道阻力（IOS）检测仪器操作程序

进入 IOS 检测程序前，应关闭后面的终端阻力器窗口，点击"IOS"图标进入程序后可以听见"咔嗒"一声，表示系统已准备好进行检测。要求受检者用鼻夹夹住鼻子，口含接口器，坐正，保持其头部竖直或稍微上扬；紧紧用手贴着脸颊，接口器含紧，放松身体进行正常呼吸。检测曲线会实时显示，潮气呼气平稳后开始采集数据，建议采集不少于 30 秒的数据，可手动点击"计算"键或按事先设定的检测时间结束检测，结果将会显示在右侧并自动保存（图6-8），重复多次检测直至达到质量控制标准要求。

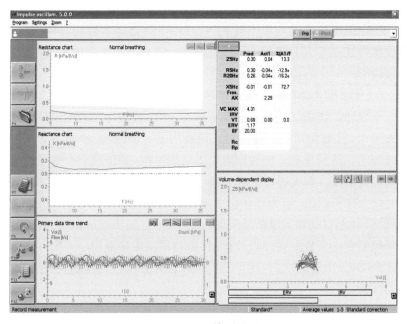

图6-8　IOS检测界面

（六）支气管激发试验仪器操作程序

可选择使用用力肺活量、IOS 或体描仪方式进行支气管激发试验，以用力肺活量为例，完成肺量计检测后点击"激发试验"图标，进入预设定的给药规程。可提前自主设定组胺、乙酰甲胆碱、高渗盐水或其他激发药物的给药规程，也可以依据仪器提供 ATS/ERS 建议的相关给药规程。在雾化杯中装入相应药物，按规程给药，让受检者在给药端口正常缓慢呼吸即可，应尽量精确保证药物不受仪器和生理无效腔影响，完全进入肺内沉积，吸入足够药物后雾化泵自动停止工作，界面跳回，屏幕中显示等待时间 1～2 分钟，随后进入用力肺活量检测，完成检测后保存退出，仪器自动评估 FEV_1、PEF、FVC 等设定参数是否降低超过限定阈值，如超过则仪器自动提示并建议进入支气管舒张试验程序，若没超过阈值则仪器将继续下一步给药规程。

完成所有步骤均未出现 FEV_1、PEF、FVC 等参数超过阈值后，仪器将显示每一步 FEV_1 下降的百分比，以查看详细变化率，并可在报告中将变化趋势图和数据都打印出来。

（七）婴儿体积描记检测仪器操作程序

婴幼儿体描仪的检测程序与成人一样，婴幼儿应当在镇静后放入箱内，接好面罩关上箱体后立即激活监视曲线，至少等待 2 分钟以便箱压达到平衡。一旦箱内压力达到平衡，会出现一个明显的规则流量曲线。首先进行阻力（Raw）测试，实时显示时间 - 流量曲线、时间 - 容积曲线、阻力环和阻力趋势。完成阻力测试后，开始 FRC 检测，仪器自动控制阻断器关闭，持续 3 个呼吸周期后自动开启，随后仪器继续采集潮式呼吸数据，接着自动结束检测程序并保存结果（图 6-9）。所有测试，包括可用测试和舍弃测试，都被保存且能被重新分析。

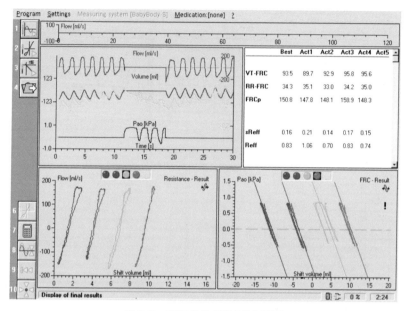

图 6-9 婴幼儿体描仪测试界面

（八）婴幼儿潮式呼吸测定仪器操作程序

从主组内启动检测程序"潮式呼吸测定"进入程序，婴儿入睡后戴好面罩，确保不漏气，待潮式呼吸环稳定后开始采集数据，获得满意的数据后保存数据，可继续重复检测以获得更多次数检测结果，最少应获得 5 次符合重复性要求的检测结果（图 6-10）。

（九）婴幼儿阻断法肺顺应性检测仪器操作程序

在潮式呼吸分析后继续本检查，分为单次阻断法（图 6-11）和双次阻断法（图 6-12），点击进入程序后记录潮式呼吸分析，待潮式呼吸环稳定后，激活阻断阀，计算保存结果，可重复检测。单、双阻断法检测方法一样。

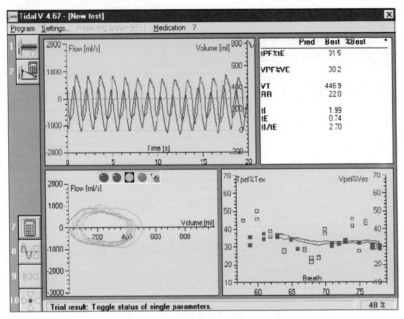

图 6-10　婴幼儿潮式呼吸测试界面

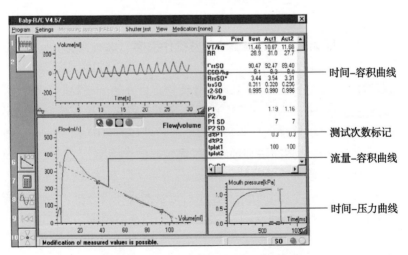

图 6-11　单次阻断法肺顺应性检测界面

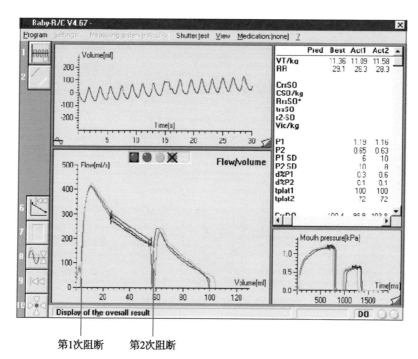

第1次阻断　　第2次阻断

图 6-12　双阻断法肺顺应性检测界面

（十）心肺运动试验仪器操作程序

首先应让受检者连接好心电、血压、血氧等监护设备和面罩，并在功率踏车或平板上准备好。然后，启动运动心电图（ECG）软件和心肺运动试验（CPET）软件，设置好运动功率踏车/运动平板的型号、运动功率递增方案、通信端口等选项后，进入测试界面。

测试过程中可实时双屏显示呼吸数据与心电图，先观察数据是否稳定，待数据稳定后正式开始测试，分别记录静息、热身、功率加载和恢复期的所有参数（图 6-13）。参数采集记录规则可预先在规程中设定好，且可随时查看 Wasseman 9 组图（图 6-14）、检测参数界面、无氧阈（AT）界面和心电图界面等，检测过程中可随时记录特殊

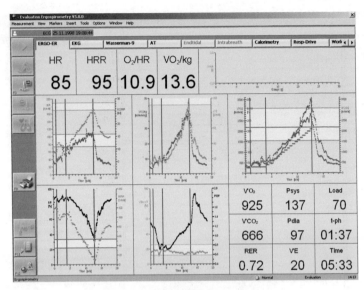

图 6-13　心肺运动试验检测界面

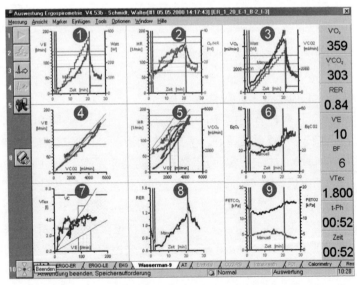

图 6-14　心肺运动试验 Wasseman 9 组图实时显示界面

或突发事件，也可跳过设定的阶段时间跳入下一阶段。恢复期完成后结束试验，可让受检者停止运动，拆卸面罩、心电等。仪器将自动转入评估、报告阶段。

运动过程中的"流量 - 容积环"：运动规程中可设定每 2 分钟或 1 分钟进行一次运动中的流量 - 容积环检测，可以查看当前受检者的呼吸位置和情况。界面将自动跳转至 Intrabreath 界面，叮嘱受检者用力吸气至肺总量位，然后继续进行余下的运动检测。

（十一）口腔阻断法气道阻力（ROCC）检测仪器操作程序

启动"阻断法气道阻力"程序。让受检者用鼻夹夹紧鼻子，口含接口器，然后正常呼吸。每隔一次呼气期间（可调整值），系统自动进行短暂阻断。屏幕上显示每次试验的阻断压力曲线和参数（图 6-15）。待屏幕显示的阻力值稳定后，结束检测并保存结果。图中显示的阻力预测值曲线可帮助快速评价气道阻力。

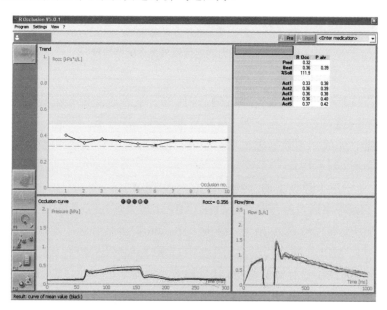

图 6-15　ROCC 检测界面

（十二）鼻阻力检测标准操作程序

启动"鼻阻力"程序。检测前，将一个密封面罩连接到弯头上，受检者受检鼻子的对侧使用由泡沫材料制作的鼻适配器软塞来填闭，而受检鼻子紧紧地用面罩密封，进行容积流量的检测（图6-16）。

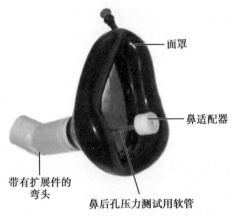

图 6-16　鼻阻力测定面罩与鼻适配器连接

按软件提示一般先测右侧，连接好受检者后开始采集数据，受检者应通过鼻子正常呼吸，每次应最少有 5 次呼吸，每侧采集 3 次数据。完成一侧数据采集后更换另一侧，屏幕中会显示相应的图形和数据（图6-17）。

（十三）呼吸驱动、呼吸肌力的检测程序

该程序通过检测最大吸气压（MIP）、最大呼气压（MEP）评估呼吸肌力，通过检测第0.1秒口腔吸气压（P0.1）评估呼吸中枢驱动力。

1. MIP 检测操作过程（图 6-18）　启动程序，受检者夹住鼻子，咬紧接口器，进行潮式呼吸，让受检者深呼气至残气位，随后尽可能用力猛吸一口气，系统将阻断吸气气流并检测压力，随后系统自动保存数据。继续多次重复检测，选取最佳值分析。

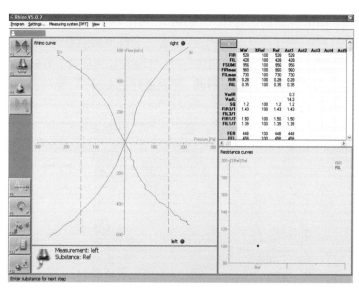

图 6-17 鼻阻力检测界面

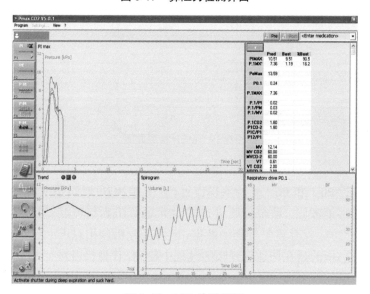

图 6-18 MIP 检测界面

2. MEP 检测操作过程（图 6-19）　启动程序，受检者夹住鼻子，咬紧接口器，进行潮式呼吸，让受检者深吸气至肺总量位，随后尽可能用力猛呼一口气，系统将阻断呼气气流并检测压力，随后系统自动保存数据，继续多次重复检测，选取最佳值分析。

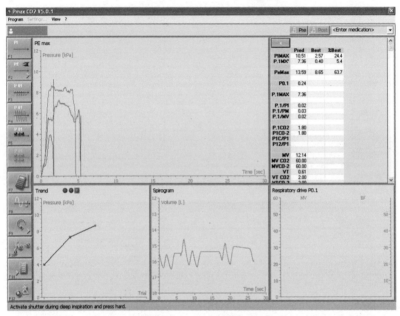

图 6-19　MEP 检测界面

3. P0.1 和 P0.1$_{max}$ 检测操作过程（图 6-20）　启动程序，让受检者正常地呼吸，系统按照设定的时间短暂阻断气流测得压力，可重复检测，保存重复性佳的数据，取均值分析。相对于 P0.1 检测，P0.1$_{max}$ 指的是在快速深呼吸的过程中检测，让受检者进行 MVV 检测动作。

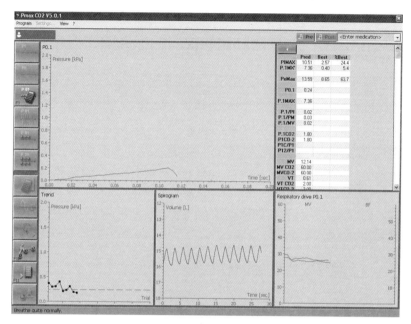

图 6-20　P0.1 检测界面

六、报告编辑及打印

进入报告程序，选择相应的测试，查看测试曲线和数值，分析测试的质量控制情况与测试结果，编辑报告结论，按照预设模板打印检查报告，或者保存为 PDF 等格式的电子报告。

七、关闭系统

关闭压缩气瓶的阀门，释放残留气体。在计算机操作系统中退出检测软件，并关闭计算机、显示器，再关闭肺功能主机电源开关。

第二节　物联网肺功能仪器的标准操作程序

物联网肺功能仪器体积轻巧，功耗低，可蓄电，便于携带，多数通过触摸屏操作，简便易用，可无线传输数据，且维护方便，尤其适用于流行病学调查、健康体检、职业病筛查、床旁检查、家庭医师护理检测以及患者家庭自我监测等。多数仪器具备智能自动评估质量控制与自动分析检测结果的功能，可连续追踪受检者肺功能变化趋势，并可进行多中心数据汇总、整理与分析，实现肺功能大数据管理。物联网肺功能仪器的操作程序大部分与常用肺量计相似，但也有其特殊之处，具体如下。

一、仪器安装及充电备用

按照仪器使用说明，将涡轮或压差传感器等部件正确安装至手柄对应的接口或插槽。连接电源线，充电备用。

二、启动仪器及登录系统

长按电源键开机，启动物联网肺功能仪器。输入用户账号和密码登录系统，进入主界面。

三、设置

进入系统设置界面，分别对日期、时间、单位格式、种族、测试环境、系统语言以及肺功能预计值等信息进行设置和复核。

四、定标校准

启动定标校准界面，进行环境参数校准、流量/容量校准、三流量线性验证，程序与常用肺功能仪器相同，详见前述内容。

五、测试程序

（一）输入受检者信息

进入受检者信息界面，可新建、修改、删除、搜索受检者信息。个别物联网肺功能仪器还可以通过扫描或读取受检者身份证、诊疗卡或医保卡等方式导入受检者信息。

（二）肺通气功能检查程序

肺通气功能检查，包括慢肺活量检查（图 6-21）、用力肺活量检查（图 6-22）和最大自主通气量检查（图 6-23），分别进入相应的测试界面，按照检查规范指导受检者完成测试动作，重复多次测试，选取合格测试保存数据。

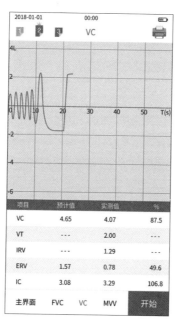

图 6-21　慢肺活量检查测试界面

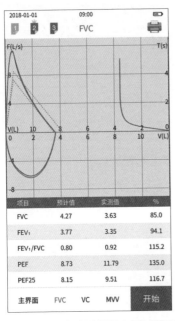

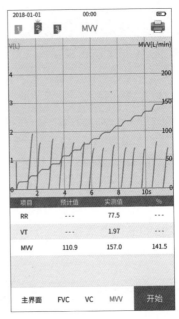

图 6-22　用力肺活量检查测试界面　　图 6-23　最大自主通气量检查测试界面

测试结束后，大多数物联网肺功能仪器可通过程序对测试的质量控制情况进行自动评估。评估主要对照 ATS/ERS/CTS 的肺量计检查质量控制标准，包括单次测试的可接受标准和多次测试的重复性标准。评估结果为 A、B、C、D、E、F 共 6 个肺量计检查质量等级。操作员应确认质量控制评估结果。如果自动评估结果不正确，程序上一般可支持手动修改。

（三）支气管舒张试验程序

个别物联网肺功能仪器还具有支气管舒张试验程序。首先按支气管舒张试验规范指导受检者完成舒张前的肺通气功能测试动作，然后在程序界面中录入支气管舒张用药信息，在受检者吸入药物后，记录用药时间，待药物起效后再完成用药后肺通气功能检查。

六、报告生成及打印

大多数物联网肺功能仪器可通过程序对测试结果进行自动判断，判断依据主要来源于 ATS/ERS/CTS 的肺量计检查指南。肺功能医师应确认测试结果，如有不当，可手动修改。

报告结论确定后，可生成报告。许多物联网肺功能仪器的报告格式，主要参考 CTS 的肺功能检查报告规范。报告中，除了展示受检者的基本信息、检查指标及测定值、检查图形以外，还列出了选取的预计值公式名称、正常低限（lower limit of normal，LLN）和 Z 值，并展示了不同指标的预计值、LLN 和 Z 值直方图。此外，在报告结论中，除了医师意见之外，还有技术员意见，用以描述检查过程是否符合规范，注明受检者检查配合程度和检查质量等级。

个别仪器支持热敏打印机，可实时打印检测报告。大多数仪器主要生成 PDF 等格式的电子报告，通过外接 A4 打印机打印报告。

七、数据管理

物联网肺功能仪器可通过无线 WiFi 或蓝牙与 PC 端进行实时数据通信，传输至 PC 端的软件系统，联网后可上传到云端，也可将受检者详细信息下载至本地，实现多中心或多层级医疗机构的肺功能检查数据连通共享。通过账号层级设置，上级机构可管理多个子机构的数据，进行报告云端收集与审核，并生成统计报表进行分析处理。

物联网肺功能仪器的信息管理系统，常结合受检者的临床信息、问卷评估和用药记录等资料，智能诊断和评估慢性呼吸系统疾病（如慢性阻塞性肺疾病、支气管哮喘等）；长期监测受检者的肺功能检查数据进行趋势分析，可满足各级医疗机构对呼吸慢病管理和分级诊疗的需求。

（沈北兰　高　怡）

第七章　意外处置及应急预案

肺功能检查大多是仅需要受检者的呼吸配合，但无侵入性管路和操作的无创检查。只要严格掌握适应证与禁忌证，按照规范操作，肺功能检查在绝大多数情况下是安全的。尽管如此，仍有少许突发意外而需进行救治或抢救的情况发生，如通气功能检查、支气管激发试验等出现的急性支气管痉挛、晕厥；心肺运动试验时，由于运动剧烈超出身体可能承受的负荷或疾病本身的状况甚至可能出现呼吸心搏骤停的情况。所以，为了保证医疗安全，每个肺功能室必须根据各自开展的检查项目，做好意外情况的处置应急预案，以便在意外发生时能够从容应对。

应该强调的是，应尽一切可能尽量把发生意外情况的概率减到最低。应从人员、设施、设备等方面达到相应要求，并作好各项检查可能发生意外的应急预案。

第一节　应急处置一般要求

一、人员素质及培训要求

肺功能操作人员应具备以下方面素质：

1. 检测技术　应具备呼吸生理的基础理论知识，了解各项肺功能检查的临床意义，掌握肺功能检查的正确操作步骤和质量要求。能够严格掌握各项肺功能检查的适应证和禁忌证（表 7-1），尤其是禁忌证,杜绝人为原因出现的意外情况。

表 7-1 肺量计检查的适应证和禁忌证

适应证/禁忌证	具体内容
适应证	
诊断	鉴别呼吸困难的原因
	鉴别慢性咳嗽的原因
	诊断为支气管哮喘、慢性阻塞性肺疾病等胸腹部手术的术前评估
监测	监测药物及其他干预性治疗的反应
	评估胸部手术后肺功能的变化
	评估心肺疾病康复治疗的效果
	公共卫生流行病学调查
	运动、高原、航天及潜水等医学研究
损害/致残评价	评价肺功能损害的性质和类型
	评价肺功能损害的严重程度,判断预后
	职业性肺疾病劳动力鉴定
禁忌证	
绝对禁忌证	近 3 个月心肌梗死、脑卒中、休克
	近 4 周严重心功能不全、严重心律失常、不稳定型心绞痛
	近 4 周大咯血
	癫痫发作需要药物治疗
	未控制的高血压病(收缩压 > 200mmHg、舒张压 > 100mmHg)
	主动脉瘤
	严重甲状腺功能亢进
	心率 > 120 次 /min
相对禁忌证	气胸、巨大肺大疱且不准备手术治疗者
	孕妇
	鼓膜穿孔(需先堵塞患侧耳道后检测)者
	近 4 周呼吸道感染者
	免疫力低下易受感染者
	其他,如呼吸道传染性疾病(如结核病、流感等)

2. 服务态度 操作者应有良好的服务态度,耐心地向受检者解释,这样不仅可以消除受检者的紧张情绪,取得受检者的信任与配合,及时提前了解受检者的基本情况,排除禁忌证,对可能发生的意外或并发症提前预警,还能提高工作效率,缩短检查耗费的时间,减少因情绪紧张、检测耗时过长可能出现的不良事件。

3. 抢救技能 肺功能室的所有工作人员,包括医师、技术员以及护士等,均需经过心肺复苏(cardiopulmonary resuscitation,CPR)

培训(图 7-1)和处理可能出现的意外情况的专业训练,能应对检查过程中突发的紧急情况,并能按照应急流程操作,对受检者进行基础、高级的生命支持。肺功能室的负责医师应定期举行 CPR 和意外事件应急处置演练。

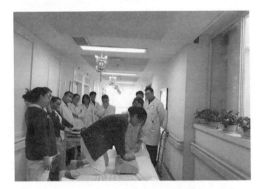

图 7-1 CPR 培训及演练

4. 熟悉应急联络方式 包括医院急诊、重症监护室、申请检查科室以及肺功能室旁最便于抢救科室的工作电话及相关联系人,以及肺功能室负责人的手机等。鼓励肺功能室备有紧急抢救通道和热线。

二、设施、设备要求

1. 肺功能室最好设置在易于抢救受检者的地方,如靠近病房或重症监护病房(intensive care unit,ICU)。部分医院的肺功能室设置在功能检查科,肺功能室应尽量安排在靠近病房和急诊室处,以利于受检者的及时抢救。肺功能室应有较大的房间,不仅要容纳检查相关的各类检查设备、急救设备设施及药品,还要为受检者和工作人员留有足够大的活动和治疗空间，并保证通畅的急救通道，肺功能室的房门和从肺功能室到病房或ICU的通道应保证病床或担架车能够顺畅通过。

2. 抢救设备和药品 肺功能室（尤其是开展心肺运动试验的检查室）必须具备能够进行心肺复苏的各种抢救用品。

（1）抢救设备：①氧气供应系统和吸氧设施（包括鼻导管、文丘里面罩、储氧面罩等）；②射流或超声雾化装置；③除颤器，简易呼吸器，牙垫、喉镜和气管插管，吸引器，静脉输液及动脉和静脉采血设备（如注射器、消毒物品、胶带、手套）等（图7-2、图7-3）。

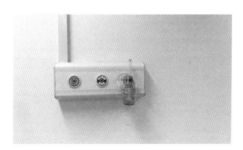

图7-2 处于备用状态鼻导管的吸氧装置

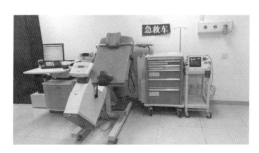

图7-3 心肺运动试验检查设备及抢救车、除颤器

（2）急救药品：常用应急的药品包括速效支气管舒张剂（如沙丁胺醇、特布他林、异丙托溴铵等的气雾剂或雾化溶液）、布地奈德

雾化液、地塞米松、甲泼尼龙、肾上腺素、去甲肾上腺素、异丙肾上腺素、阿托品、尼可刹米、洛贝林、多巴胺、多巴酚丁胺、胺碘酮、利多卡因、生理盐水、5%葡萄糖注射液、阿司匹林、硝酸甘油片等。

（3）监护设备：听诊器、血压计、血氧饱和度计、心电图机等。

第二节　肺量计检查应急预案

肺量计检查需要受检者按照技术员的要求做相应的呼吸动作（特别是深吸气、深呼气的动作），如果进行支气管舒张试验检查，还需要吸入支气管舒张剂，这些都增加了受检者，尤其是年老体弱、基础疾病较严重者出现不良事件的可能性。

一、肺量计检查可能出现的不良事件及意外情况

一般来讲，肺量计检查可能出现以下不良反应：①咳嗽、喘息；②胸闷、气促；③头晕、头疼；④唇周麻痹、针刺感；⑤指（趾）端麻痹；⑥手颤；⑦心悸；⑧恶心、呕吐；⑨晕厥；⑩下颌关节脱位等。

上述不良反应的发生有可能与肺功能操作有关；也可能是肺功能检查操作，如用力肺活量检查的深吸气、深呼气动作诱发基础疾病的发作或恶化；抑或是检查中所用检测药物（如支气管舒张剂）的副作用。

以上不良反应的程度和对身体的损害也有较大的差别。由于反复用力呼吸、心情紧张等所致的咳嗽、胸闷、唇周麻痹，甚至一过性晕厥，可能通过吸氧、休息很快缓解；而如果是在检查过程中出现了气胸、下颌关节脱位，则需要专科医师紧急处置受检者。

高怡等报道996例受试者中，270例（27.1%）出现了294种不良反应，其中有24例受试者同时出现了2～3种不良反应。不良反应以呼吸系统症状的发生率最高，其中，呼吸困难129例，发生率13.0%，咳嗽79例，发生率7.9%。在294种不良反应中，73.1%的受

试者 5 分钟内即可恢复,19.4% 的受试者 5～10 分钟内恢复,7.5% 的受试者 10～30 分钟内恢复。

二、不良事件及意外情况处置原则

(一)检查前及检查过程中尽量做到防患于未然

在开始检查前熟悉受检者的病史,明确其有无肺量计检查的禁忌证,某些情况下(如受检者有肺大疱,尤其是曾经发生过气胸)技术员必要时需要询问肺功能室的医师甚至开具检查的医师,决定能否进行检查。

在检测的过程中,操作者要耐心地向受检者解释,消除受检者的紧张情绪,取得受检者的信任与配合,操作时除了要注意受检者的呼吸是否符合质量控制的要求外,还要注意受检者在检查中有无异常表现,如头晕、胸闷、憋气加重等主诉,脸色苍白、大汗,甚至意识模糊等临床表现,如发现异常情况,应及时终止检查,评估其严重程度,采取相应措施。症状较轻者经休息后可恢复正常,继续进行检查。症状较重者或经休息未能充分缓解可建议改日再行检查,或终止此项检查,并向主诊医师报告。

(二)发生不良事件和意外情况后的处理原则

应根据受检者的症状、体征等表现加以评估,做出相应处置,在处理过程中还要根据受检者的病情变化和对应急处置措施的反应,进行反复评估,调整处置方案,以达到最好的应急处置效果(图 7-4),这一原则不仅适用于肺量计检查意外情况的应急处置,同样适用于支气管激发试验、心肺运动试验等意外应急处置。

三、肺量计检查常见不良事件及意外情况的应急处置方案

(一)呼吸性碱中毒

1. 主要临床表现　用力呼吸过度如大口喘气、精神较为紧张、头晕、口周及指腹发麻、胸闷、心悸。

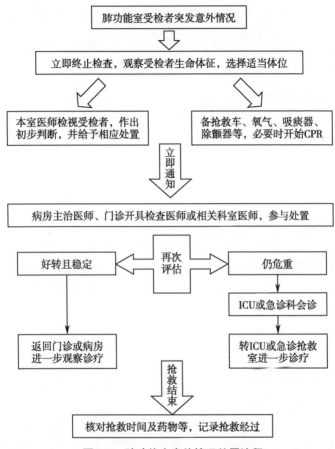

图 7-4 肺功能室意外情况处置流程

2. 建议措施

（1）安静休息。

（2）保护受检者避免摔倒，必要时平卧。

（3）向受检者解释，解除其精神负担，消除其恐惧心理。

（4）用硬纸做成喇叭状或使用面罩，罩在受检者的口鼻部，嘱受检者平静呼吸，使呼出的 CO_2 部分回吸。

（二）支气管哮喘的急性发作

1．主要临床表现　出现喘息或呼吸困难、胸闷、咳嗽加重，听诊可闻及呼气性高调哮鸣音。

2．处理措施

（1）休息，吸氧。

（2）气雾吸入或雾化吸入速效支气管舒张剂（具体参见本章第一节）。

（三）喉头水肿

1．主要临床表现　出现吸气性呼吸困难，三凹征，可伴有声音嘶哑或音色改变，喉喘鸣，唇甲发绀。

2．处理措施

（1）休息，吸氧。

（2）雾化吸入支气管舒张剂和激素（如布地奈德雾化剂）。

（3）及时、足量静脉使用激素（如甲泼尼龙或地塞米松）。

（4）必要时请耳鼻咽喉科会诊。

（四）气胸

1．主要临床表现　受检者突发或加重呼吸困难，可伴有胸痛、缺氧表现。

2．处理措施

（1）休息，取半卧位，吸氧，嘱受检者不要用力咳嗽，避免胸膜破裂口增大或已闭合的裂口再裂开。

（2）联系放射科、胸外科紧急会诊，准备胸腔闭式引流装置备用。

（3）建立静脉通道，观察受检者呼吸困难症状变化，监测血压。

（4）酌情选择转运受检者至急诊科或病房进一步处置。

（5）病情危急时，可在患侧锁骨中线外 1cm 和第二肋间隙交界处插入一根消毒针头，进行紧急排气减压。

（五）下颌关节脱位

1．主要临床表现　张口过度致下颌关节脱位，不能闭口，颌面关节疼痛。

2. 处理措施

（1）立即停止检查动作。

（2）请口腔科或颌面外科急会诊，手法复位。

第三节　支气管激发试验应急预案

作为诊断不典型支气管哮喘或咳嗽变异性哮喘的重要辅助检查手段，支气管激发试验在呼吸内科开展十分广泛，由于在检查过程中需要受检者吸入不同浓度的激发剂，存在气道高反应性的受检者可能出现相应的不良反应或意外情况。

一、支气管激发试验的不良事件或意外情况

1. 哮喘急性发作　表现为咳嗽、喘息、胸闷等。

2. 激发药物不良反应

（1）咽喉部或声带受药物刺激，出现咳嗽、声音嘶哑、咽痛不适等，严重者甚至可能发生喉头水肿。

（2）心脏兴奋，收缩力加强，心率加快，出现头痛、面色潮红、心悸等。

（3）促进胃肠道肌肉蠕动和胃肠分泌增加，引起恶心、呕吐、腹痛等。

二、处置原则

需要强调的是，在开始检查前，必须详细了解受检者的病史，排除检查的禁忌证，以避免或减少不良事件和意外情况的发生。在支气管激发试验检查过程中，必须有医师在场，不允许技术员单独操作。

如在检查中或检查完成后出现不良事件，肺功能室医师应立即加以检视，判断症状产生的原因。如果考虑是激发药物的不良反

应,症状轻微者予以吸氧、观察即可,症状一般会逐渐减轻,直至消失;如果考虑出现喉头水肿,则按照本章第二节相关的处理原则加以处置;如果考虑支气管哮喘急性发作,则按照图 7-5 所示流程应急处置。

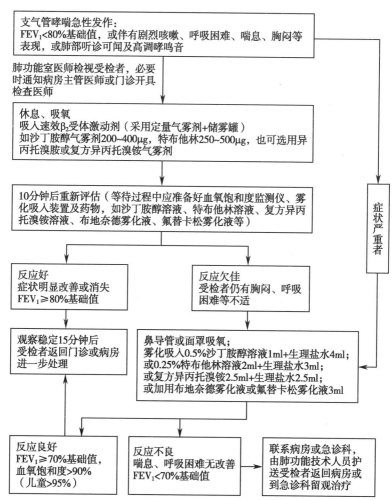

图 7-5 支气管激发试验诱发支气管哮喘急性发作应急处置预案

第四节　心肺运动试验应急预案

尽管心肺运动试验检查绝大多数情况下是安全的,但仍有发生突发意外而需进行抢救的情况发生,如呼吸心搏骤停、胸闷、胸痛、血压过高或降低、心律失常等。在肺功能室开展的所有检查项目中,心肺运动试验发生意外情况的严重性可能最重,所以在开展此项检查时,必须由医师、技术员和护士共同完成,检查前需详细了解受检者的病史,排除检查的禁忌证,准备好抢救的设备和药品,签署知情同意书。

一、可能出现的意外及不良事件

1. 呼吸事件　呼吸困难、胸闷、喘息、哮喘发作等。
2. 心血管事件　心悸、心律失常、胸闷胸痛、高血压等。
3. 运动事件　肌肉酸痛无力、摔倒摔伤等。

二、在检查过程中,医护人员应密切观察

在受检者还没有达到症状限制但出现下列危险征象中的任何一个时可以考虑提前终止运动:①头晕、眼花甚至晕厥等中枢神经系统症状;②运动中血压不升反而下降超过基础收缩血压 >10mmHg;③胸闷、胸痛伴或不伴缺血性心电图改变或者严重心律失常,如多源频发的室性心律失常;④严重过高的血压反应(血压升高虽系正常代偿反应,但收缩压 >250mmHg 可以考虑停止)。出现上述不良事件终止负荷运动后,应按本章第二节介绍的应急处置流程(见图7-4)加以处置。

三、应急处置预案

(一)哮喘发作

立即终止运动,严密监测受检者的生命体征,继续心电监测;按

照本章第三节支气管哮喘急性发作应急处置预案处理(见图 7-5)。

（二）心血管意外事件

1. 胸闷、胸痛伴或不伴缺血性心电图改变

（1）立即终止运动,严密监测受检者的生命体征,继续心电监测。

（2）吸氧,予硝酸甘油 5mg 舌下含服,3～5 分钟无效可重复一次。

（3）如症状无缓解或有加重,即刻开通静脉通道予硝酸甘油静脉滴注。

（4）通知主管医师或心血管专科医师,必要时送 ICU 或急诊观察。

2. 血压异常升高

（1）逐渐停止运动,严密监测受检者的生命体征,继续心电监测。

（2）通常经吸氧、休息后血压会逐渐下降,无需其他处理,必要时可予硝苯地平 10mg 舌下含服。

（3）如无缓解,达高血压危象（收缩压 > 260mmHg,舒张压 > 150mmHg）,予硝酸甘油静脉滴注,开始以 5～10μg/min（5% 葡萄糖溶液 250ml + 硝酸甘油 5mg 静脉滴注,约 10 分钟）,然后每 5～10 分钟增加 5～10μg/min 至 20～25μg/min;血压降至 160/100mmHg 为宜,不宜过低。

（4）通知主管医师或心血管专科医师,必要时送 ICU 或急诊观察。

3. 低血压

（1）立即终止运动,平卧,继续心电监测。

（2）严密监测受检者的生命体征,吸氧。

（3）经休息后如无好转,收缩压 <60～80mmHg,脉压 <20mmHg,予以对症治疗（多巴胺 100mg + 生理盐水 250ml 静脉滴注,起始 10 滴 /min,根据血压情况调整剂量）。

（4）通知主管医师或心血管专科医师,必要时送 ICU 或急诊观察。

4. 多源性室性期前收缩、室性二联律、室性心动过速

（1）立即终止运动,吸氧,严密监测受检者的生命体征,继续心电监测。

（2）予利多卡因 50～100mg 静脉注射，如无效，每 5～10 分钟可重复，直至期前收缩消失或缓解，总量不超过 300mg，继以 1～4mg/min 持续静脉滴注（5% 葡萄糖溶液 250ml＋利多卡因 300mg 静脉滴注，20 滴 /min，1mg/min）。

（3）通知主管医师或心血管专科医师，必要时送 ICU 或急诊观察。

5．房性快速心律失常（阵发性房性心动过速、心房扑动、心房颤动）

（1）立即终止运动，吸氧，严密监测受检者的生命体征，继续心电监测。

（2）如受检者合并有心功能不全，经观察后无好转，心率仍大于 150 次 /min，则予 50% 葡萄糖溶液 20ml＋毛花苷丙 0.2～0.4mg 缓慢静脉注射，如无效可用胺碘酮 75mg＋生理盐水 30ml 缓慢静脉注射，20 分钟后可重复 1 次，起效后以 0.5～1.0mg 维持静脉滴注。

（3）如受检者不合并心功能不全、休克或血压偏低，可用维拉帕米 5～10mg 静脉注射，必要时可重复 1 次，或予 β$_2$ 受体阻滞剂或胺碘酮静脉注射。

（4）通知主管医师或心血管专科医师，必要时送 ICU 或急诊观察。

6．心室颤动

（1）立即终止运动，平卧，头取侧位，电除颤（双向波 200J、单向波 360J），无效予利多卡因静脉注射，再除颤，如为细颤，予肾上腺素 1mg 静脉注射后，重复除颤。

（2）吸氧，继续心电图监测，严密监测受检者的生命体征。

（3）必要时进行心肺复苏（CPR），通知麻醉科气管插管。

（4）通知主管医师或心血管专科医师，必要时送 ICU 或急诊观察。

7．二度或三度房室传导阻滞、窦性心动过缓（<40 次 /min）

（1）立即终止运动，严密监测受检者的生命体征，继续心电监测。

（2）平卧，吸氧。

（3）通知主管医师或心血管专科医师，必要时予阿托品 0.5～1.0mg

静脉注射。

（4）如血流动力学不稳定，甚至出现阿斯综合征者，应给予心脏起搏治疗。必要时送 ICU 或急诊观察。

8. 受检者心搏骤停

（1）立即终止运动，平卧，吸氧，头取侧位，继续心电监测，严密监测受检者的生命体征。

（2）立即予胸外心脏按压，简易呼吸器辅助呼吸，联系麻醉科气管插管，建立人工通气。

（3）立即予肾上腺素 1mg 静脉注射，5 分钟后可重复；予利多卡因 50～100mg 快速静脉注射，之后静脉维持；阿托品 1～2mg 静脉注射。

（4）通知急诊医师及心血管专科医师，送 ICU 或急诊观察。

第五节　医疗纠纷应急处理预案

肺功能室如发生医疗纠纷，应依据以下原则处置：①坚持依法处置［依据《医疗纠纷预防和处理条例》（国务院令第 701 号）、《医疗事故处理条例》（第 351 号）等］，保障正常的医疗工作秩序，维护医患双方的合法权益。②统一领导，分级负责。在科室及医院领导的统一领导下，分级负责，密切配合，形成联动机制。③快速反应，积极和有效沟通，科学处置。

在处理医疗纠纷的过程中，应注意做好安抚、解释工作，稳定患方情绪，防止事态升级；及时通知科室主任和医院办公室工作人员到达现场，及时参与处置；如发生影响正常医疗环境、威胁医务人员人身安全的情况，应立即向医院保卫部门报警，由医院保安和驻院民警及时介入，以保证医务人员的人身安全和正常的医疗环境秩序；必要时可将双方沟通时的内容以录音、录像的形式保存下来作为证据使用。具体可参考图 7-6 所示流程。

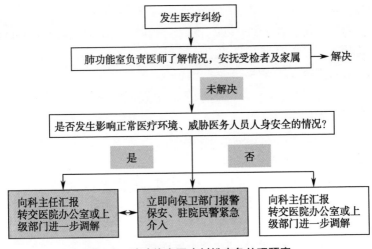

图 7-6　肺功能室医疗纠纷应急处理预案

（逯　勇）

参 考 文 献

[1] 郑劲平，陈荣昌. 肺功能学——基础与临床 [M]. 广州：广东科技出版社，2007.

[2] 蒋雷服. 常规肺功能测定的常见问题和处理对策 [J]. 中华结核和呼吸杂志，2012，35（9）：716-717.

[3] 中华医学会呼吸病学分会肺功能专业组. 肺功能检查指南（第一部分）——概述及一般要求 [J]. 中华结核和呼吸杂志，2014，37（6）：402-405.

[4] 中华医学会呼吸病学分会肺功能专业组. 肺功能检查指南（第二部分）——肺量计检查 [J]. 中华结核和呼吸杂志，2014，37（7）：481-486.

[5] 中华医学会呼吸病学分会肺功能专业组. 肺功能检查指南（第三部分）——组织胺和乙酰甲胆碱支气管激发试验 [J]. 中华结核和呼吸杂志，2014，37（8）：566-571.

[6] Crapo RO，Casaburi R，Coates AL，et al. Guidelines for methacholine and

exercise challenge testing-1999. This official statement of the American Thoracic Society was adopted by the ATS Board of Directors, July 1999[J]. Am J Respir Crit Care Med, 2000, 161（1）: 309-329.

[7] 孙兴国, 胡大一. 心肺运动试验的实验室和设备要求及其临床实施难点的质量控制 [J]. 中华心血管病杂志, 2014, 42（10）: 817-821.

[8] Wasserman K, Hansen JE, Sue D, et al. Principles of exercise testing and interpretation[M]. 5th ed. Philadelphia: Lippincott Williams & Wilkins, 2012.

[9] 白春学, 蔡柏蔷, 宋元林. 现代呼吸病学 [M]. 上海: 复旦大学出版社, 2014.

[10] 高怡, 刘文婷, 郑劲平, 等. 用力肺功能检查的不良反应观察及安全性探讨 [J]. 国际呼吸杂志, 2012, 32（13）: 992-996.

[11] 杜淑英. 医疗纠纷病例相关问题及管理 [J]. 中国病案, 2015, 16（12）: 6-7.

第八章　肺功能检查质量控制及管理

第一节　肺功能检查质量控制的重要性及必要性

肺功能检查是一项无创性的检查,方法虽然较为简单,然而,其检查结果受到诸多因素的影响,如检查仪器的特性、受试者的状况及良好配合、检查人员的素质及对受试者的指导能力、检查过程的规范化、检查结果的评估解释等。

质量控制是肺功能检查的生命线。质量控制(quality control,QC),简称质控,是获得有效和可重复数据的基础,是保证肺功能检查结果准确性和精密性的重要前提。肺功能检查数据的可靠性有赖于标准的方法及严格的质量控制。严格的质量控制是正确评估肺功能检查结果的前提,只有测试质量真正达到标准的数据才能准确地反映受试者的生理或病理生理状态。只有准确的肺功能检查结果方可正确指导临床诊治,否则易于导致漏诊或误诊。

为此,多年来国内肺功能专家均倡议加强肺功能质量控制。1986年在杭州召开的血气分析与肺功能座谈会上,有关专家就已经提出肺功能检查不论作为科研工作或临床常规检查都应将质量控制放在首位,只有严格质量控制,测定结果才能准确可靠。呼吸专科医师要多了解肺功能检查原理与方法,最好能有实际测定经验,而不是仅能读懂报告。2015年,国家呼吸内科医疗质量控制中心,把肺功能检查纳入呼吸内科的关键技术。肺功能检查质量控制水平成为评价呼吸内科医疗质量的重要内容。

加强医疗质量管理与控制，保证医疗质量和医疗安全，是医疗管理的永恒主题。质量控制可促进医疗服务的规范化、标准化、同质化，缩小不同地区、不同层级、不同类别医疗机构之间的医疗质量差距。

第二节　肺功能检查的质量控制现状

尽管从20世纪80年代开始，国际上不少国家和地区的呼吸病学会，如美国胸科协会、欧洲呼吸学会等，相继颁布了肺功能检查标准，但由于语言的限制，在国内肺功能技术员中，尤其是基层技术员中，无法对这些英文指南的具体含义融会贯通，尚难以推广。

郑劲平等调查发现，我国不少医院对于肺功能检查中的质量控制认识不足，甚至对最起码的质量控制指标也不甚了解。不同医院之间，不但使用的仪器不同，采用的正常值标准也不同，引用国人预计值的医院仅16.3%，大多数医院仍以国外的正常值为标准来对测试结果进行评估。

在综合性医院，高怡等曾进行肺量计检查报告质量的调查，结果显示同时符合美国胸科协会和欧洲呼吸学会的肺活量测试4项质量控制标准的仅占7.2%。虽因患者的病情、理解能力、动作配合程度等对检查质量造成影响，使许多报告达不到标准。但总体而言，三级医院肺功能检查质量控制水平仍亟待提高。同一受试者在不同的医院检测，可能结果相差较大；有时候即使是同一仪器、同一操作者，其可重复性也较差。因此，肺功能检查对临床诊治的指导价值也大打折扣，甚至出现误导。

在基层医院，肺功能检查更是存在肺功能仪器质量不合格、不对仪器进行定标、操作欠缺规范、质量控制不严格、结果评估不正确等众多问题，严重影响了肺功能检查对呼吸疾病诊治的指导作用，限制了肺功能检查的发展和应用。

为此,2015 年以来,国家呼吸系统疾病临床医学研究中心、中华医学会呼吸病学分会和中国肺功能联盟联合开展了"全国肺功能检查规范化培训与质量控制万里行"活动,全国各地已逾 2 万人参加,对促进我国肺功能检查的质量控制起着非常重要的作用。

第三节　肺功能检查的质量控制标准

美国胸科协会(ATS)1979 年就首次制定了肺功能检查指南,1987 年和 1994 年又进行了修订;欧洲呼吸学会(ERS)1993 年也发布了肺功能检查指南;2005 年 ATS/ERS 还联合发布了肺功能检查的系列指南,并在 2017 年、2019 年分别更新弥散功能和肺量计检查的指南,这些指南均为肺功能技术人员的培训提供了统一的规范。由于语言的制约,我国许多基层肺功能技术人员无法对这些英文指南的具体含义融会贯通;而且我国肺功能检查的发展有自己的特色,国外指南不一定适合我国国情。

为此,中华医学会呼吸病学分会肺功能专业组参考 ATS/ERS 肺功能指南有关内容,结合中国的特点和国内专家的意见,荟萃国内肺功能研究成果,制定了我国的肺功能检查系列指南,明确了各项肺功能检查技术的质量控制标准,对规范我国肺功能检查技术起着重要作用,也为肺功能质量控制的发展奠定了重要的基础。

本节将汇总 ATS/ERS/CTS 指南中的要求,并结合临床工作中的经验,详述各项肺功能检查技术的质量控制标准。

一、肺量计检查的质量控制

(一)肺量计设备的质量控制

1. 测试环境的校准　受试者呼出气是在生理条件(BTPS)下的,即正常体温(37℃)、环境大气压及饱和水蒸气状态。由于气体容积受温度、压力、湿度等因素的影响而变化,故肺量计检查前需进行 BTPS 校准。每个工作日,均需通过温度计、湿度计、气压计等测量测试环境参数,录入到肺功能软件中,由计算机自动将实际测试环境参数校准为生理条件。许多大型肺功能设备已内置温湿度计和压力计,可自动进行环境校准,使用时需注意定期检查,确认其可靠性。如果日内环境参数变异较大,如温度变化超过 2~3℃,相对湿度变化超过 10%,应重新录入环境参数再次进行校准。

2. **肺量计质量控制措施**　不同类型的肺量计,质量控制方法也不同。传统容积型肺量计(容量计),目前临床已很少应用,需要进行漏气检查、容积校准和容量线性验证。流量型肺量计(流量计),是临床上主要使用的肺量计类型,则需进行容积校准、校准验证和线性验证。

校准(calibration),又称为定标,是将设备的输出信号(测量值)进行调整,以达到与已知输出量(理论值)相匹配的过程。现代肺功能肺量计大多数是电子设备,校准主要采用计算机软件纠正补偿的方法,肺功能设备所产生的信号常常通过软件校正系数(correction factor)来纠正。

用于校准肺量计的校准仪,常称为定标筒。定标筒有 1L、2L、3L 等多种规格,均须精确到总量程的 ±0.5%。临床上推荐使用 3L。校准前先连接定标筒与肺量计,方向与受试者呼吸的方向一致。

注意:确保肺量计与定标筒之间的连接密闭无漏气、无阻塞。定标筒应保持水平放置。如果受试者测试时使用呼吸过滤器,则校准时也应装上过滤器(图 8-1)。校准时平滑地推拉定标筒的手柄,过程中不要停顿,并确保每次推拉到位。

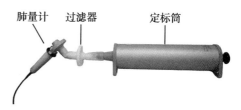

图 8-1　定标筒与肺量计的连接

（1）流量计的质量控制措施

1）容积校准（calibration）：采用中等流量，保持均速推拉定标
筒，取多次推拉时流量计测量值的均值，与标准值比较，计算校正
系数。校正系数=标准值/实测值。如，采用3L定标筒进行多次推
拉，经流量计测量的吸气和呼气均值分别为 2.95L 和 3.05L，则吸气
和呼气的校正系数分别为 3.00/2.95=1.017 和 3.00/3.05=0.984。由
于校准时采用单一流量推拉定标筒，也称为单流量定标，见图 8-2。
这种方法假定流量计测量的容量是线性的，在流量的量程范围内所

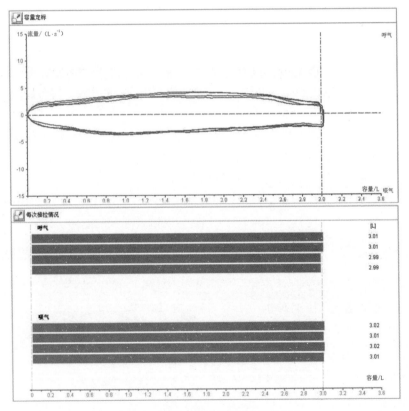

图8-2 流量计的容积校准（单流量）

有容量的校正系数都是相同的。校准结果保存后,校正系数应用到当日的全部容量测定中。

每次启动流量计,均应进行容积校准。校准结束后,肺功能软件的校准程序中,一般可显示上一次校准系数(old-correction factor)和当次的校准系数(new-correction factor),以及两者的比率。一般情况下,同一个流量传感器,内部阻力变化不大,上一次校准系数和当次的校准系数是大致相同的,两者的比率接近 100%。如果流量传感器进行了清洗、消毒,内部阻力发生了显著变化,或者更换了另一个流量传感器,则应重新校准,以获得新的校正系数。

每一种品牌流量计的软件中均有预设的可校准范围和校正系数变异范围。如果校准时实测值超出了设备的校准允许范围,或者上一次校准和当次校准的校正系数差异大于预设的可接受范围,软件会显示校准失败。此时,应积极查找原因(表 8-1),首先排除肺量计与定标筒连接漏气、推拉定标筒过程中停顿、推拉不到位等定标操作不规范的因素,再考虑是否为传感器需要清洗或更换、定标筒故障、传感器故障等原因,必要时请专业人员检修。

表 8-1　肺量计校准失败的可能原因

1. 肺量计功能的微小变化,需重新执行校准程序来调整校准因子

2. 肺量计与定标筒之间连接漏气

3. 流量调零过程中有气流通过肺量计

4. 推拉定标筒过程中停顿或推拉不到位

5. 定标筒故障(如活塞漏气、活塞移位、定标筒跌落损坏)

6. 肺量计传感器有碎屑堵塞,或操作人员不慎用手挡住肺量计

7. 传感器、接口器、过滤器和 / 或呼吸管道装配不当

8. 室内温度与定标筒的温度有差异

9. 环境温度和 / 或大气压的数值输入错误

2）校准验证（calibration verification）：用定标筒在 0.5～12.0L/s 范围以不同流量进行推拉，至少来回推拉 3 次，通过校准后的肺量计实测值与定标筒的标准值比较，计算误差率。误差率（%）=[（实测值－标准值）/ 标准值]× 100%。误差率应≤± 3%，加上定标筒的允许误差 ± 0.5%，容积校准验证的误差允许范围为 ± 3.5%。校准验证只是对校准结果进行验证，并不会改变原来的校正系数。目前，临床上有些肺功能设备软件中容积校准和校准验证程序是结合在一起的，如 Jaeger 的校准（calibration）程序中，在推拉定标筒过程中所显示的容量值，就是经上一次校准的校正系数校正后的测量值，可直接与定标筒的标准值比较，计算误差率。只有少数肺功能设备软件中带有单独的校准验证程序，如国际多中心临床研究常用的 ERT 肺功能仪器的校准验证（calibration verification）程序，或 Jaeger 肺功能仪器的 JQM 程序。校准验证应至少每天进行 1 次。如果在受试者检测过程中，发现测试数据可疑，则应再次进行校准验证。

3）流量线性验证（linearity check）：用定标筒以低、中、高 3 种不同的流量（如：0.5～1.5L/s，1.5～5.0L/s，5.0～12.0L/s）进行推拉，每种流量至少来回推拉 3 次。流量线性验证只是对不同流量下的测量结果进行验证，并不会改变原来的校正系数。由于验证时采用 3 种流量推拉定标筒，也称为三流量验证（图 8-3）。每一流量对应的容量误差均应≤± 3%，加上定标筒的允许误差 ± 0.5%，流量线性验证的误差允许范围为 ± 3.5%。流量线性验证至少每周完成 1 次，以确保肺量计的线性度。

（2）容量计的质量控制措施

1）漏气检查：在封闭容量计的出口，予≥3.0cmH$_2$O 的持续正压，若 1 分钟后容积减少 >30ml 则存在漏气。每天 1 次。

2）容积校准：用定标筒检查容积精确度，误差应≤± 3.0%。每天 1 次。

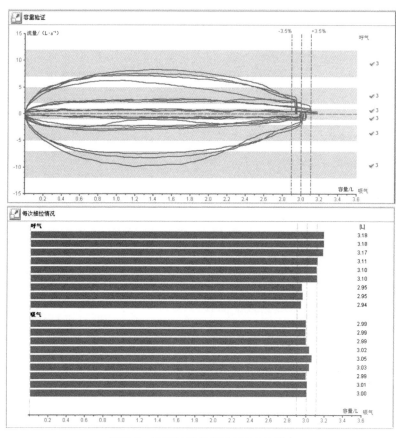

图8-3　流量计的线性验证(三流量)

　　3)容积线性验证:方法有两种,一种以1L容积递增,连续注入肺量计,如0~1L、1~2L、2~3L……7~8L;另一种初始容积以1L递增,以3L容积分次注入肺量计,如0~3L、1~4L、2~5L、3~6L、4~7L和5~8L。比较相应的累积容积与实测容积的差异,若误差均符合容积精确性要求,则其容积线性可接受。每个季度1次。

　　3.标准呼吸模拟器校准　标准呼吸模拟器是一种采用微机控

制的气泵,可输出多种标准波形(如 ATS 的 24 个 FVC 波形和 26 个 PEF 波形、ISO 26782—2009 的 C13 曲线)的气流,气流流动通过肺量计,肺量计对气流进行检测,可获得测量值,对比肺量计的测量值与模拟器的标准值之间的差异,即可计算肺量计的误差。我国《肺功能仪校准规范(JJF 1213—2008)》推荐定期用标准呼吸模拟器对肺功能仪器进行质量检测,并可获得权威机构签发的证书。目前,国家呼吸系统疾病临床医学研究中心(广州医科大学附属第一医院)拥有多台标准呼吸模拟器,可提供肺量计的质检服务。

(二)用力肺活量检查的质量控制标准

1. 可接受性标准、可用性标准和重复性标准　用力肺活量检查的质量控制需要对 FVC 和 FEV_1 分别进行判断,分为可接受性标准、可用性标准和重复性标准(表 8-2)。然而,有时候不符合所有标准的测试可能是患者当时所能做到的最好的动作,虽然 FEV_1 和 / 或 FVC 在技术上是不可接受的,但它们在临床上可能是有用的。

用力呼气起始常用外推容积(back extrapolation volume,BEV)来评估,BEV 是从最大肺容积到呼气时间零点开始前所呼出的气体容积。时间零点由外推法来确定(图 8-4)。为了确保 FVC 和 FEV_1 来自最大努力呼气,必须满足 BEV≤5% FVC 或 0.100L,取较大值。呼气爆发力越强,时间零点出现越早,BEV 亦越少;而呼气爆发力不足时,BEV 则较大。呼气起始应该无犹豫,从最大吸气到呼气时间零点之间间隔时间应≤2 秒。当 BEV 超过规定范围时,FEV_1 和 FVC 的测量结果既不可接受也不可用。BEV 偏高通常会错误地导致 FEV_1 升高。应该注意的是,上气道阻塞或神经肌肉疾病的患者往往不能在呼气开始时快速增加流量,此时不能使用 BEV 的可接受性指标来进行评估,操作人员应有能力识别这些患者。

用力呼气过程,如果在第一秒内发生咳嗽,会影响到 FEV_1 的测量值,这种情况下 FEV_1 既不可接受也不可用,但 FVC 可能是可接受的。口角必须无漏气。对于难以包绕接口器的患者,可能需要应

表 8-2 FVC 和 FEV$_1$ 的可接受性、有用性和可重复性标准

可接受性和有用性标准	可接受性需满足		有用性需满足	
	FEV$_1$	FVC	FEV$_1$	FVC
BEV≤5% FVC 或 0.100L，取较大值	是	是	是	是
无流量零点调定失败的迹象	是	是	是	是
在呼气第 1 秒内无咳嗽 *	是	否	是	否
在呼气第 1 秒内没有声门闭合或呼气提前终止 *	是	是	是	是
在呼气第 1 秒后没有声门闭合或呼气提前终止	否	是	否	否
达到以下 3 个 EOFE 指标之一： 1. 呼气平台（1 秒≤0.025L）； 2. 呼气时间≥15 秒； 3. FVC 在可重复性的允许范围内，或大于之前获得的 FVC 最大值 #	否	是	否	否
接口器或肺量计无堵塞	是	是	否	否
没有漏气	是	是	否	否
如果 EOFE 后的 FIVC＞FVC，则必须 FIVC－FVC≤0.100L 或 5% 的 FVC，取较大者 △	是	是	否	否
重复性标准（适用于可接受的 FVC 和 FEV$_1$ 值） 1. 年龄＞6 岁，最佳与次佳 FVC 值必须≤0.150L，同时最佳与次佳 FEV$_1$ 值必须≤0.150L； 2. 年龄≤6 岁，最佳与次佳 FVC 值必须≤0.100L 或 10% 最高值，取较大值，同时最佳与次佳 FEV$_1$ 值必须≤0.100L 或 10% 最高值，取较大值				

注：BEV：外推容积；EOFE：用力呼气结束；FIVC：用力吸气肺活量；

* 对于 6 岁或 6 岁以下的儿童，必须至少有 0.75 秒的呼气，没有声门闭合或咳嗽，才能接受或使用 FEV$_{0.75}$ 的测量（FEV$_{0.75}$：前 0.75 秒用力呼气容积）；

\# 当患者无法呼气至平台（例如，具有肺部高弹性回缩的儿童或患有限制性肺部疾病的患者），或者当患者在平台之前吸气或松开接口器，对于测试的可接受性，FVC 必须大于当前吸入支气管舒张剂前、后测试中的 FVC 最大值或者与 FVC 最大值的重复性在可接受范围内；

△ 尽管强烈建议采用最大用力吸气，但是除非进行胸外型大气道阻塞的评估，否则不能排除测试的可接受性

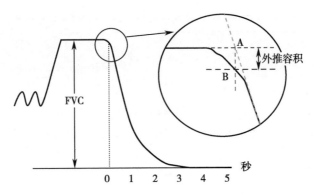

图 8-4　呼气时间零点和外推容积

T-V 曲线上吸气末延长线与最大呼气流量斜率延长线的相交点（A 点）即为时间零点；A 点的垂直线与呼气 T-V 曲线的相交点（B 点）之间的容积即为 BEV

用有唇齿掩片的接口器或由操作人员协助以保证密封。接口器阻塞（例如：舌头放在接口器里面，牙齿放在接口器前面，或者接口器被咬变形）可能影响测量结果。手持肺量计的手放置不当，有时也会导致错误的结果。

用力呼气结束（EOFE）达到以下三个指标之一，方可确保获得真正的 FVC。

（1）呼气容积变化≤0.025L 至少持续 1 秒（呼气平台）。这是完全呼气的最可靠指标。请注意：声门闭合可能使呼气动作提前终止，因此即使表面上呼气持续时间长得多，但 FVC 也无法接受。如果出现吸气或松开接口器等提前终止呼气的情况，FVC 是不可接受的，如果发生在第 1 秒内，则 FEV_1 既不可接受亦不可用。

（2）用力呼气时间（FET）达到 15 秒。呼气时间可显著影响 FVC 的测量值，为此应鼓励受试者尽量呼气。但目前取消了对 FET 的最低要求。对于有气道阻塞的或年龄较大的患者，可能难以达到呼气平台，但通常可以达到较长的 FET，然而超过 15 秒却几乎不会改变临床判断，故一般建议呼气至 12～15 秒就足够了，不宜再延长呼气时间。否则，可能会引起轻微的头晕、晕厥、过度疲劳以及一些不必要的不适。

（3）当患者 FET 不足未达呼气平台（例如，具有肺部高弹性回缩的儿童或患有限制性肺部疾病的患者），在这种情况下，需衡量患者是否重复达到相同的 FVC，判断可接受性的标准是 FVC 必须大于之前最大的 FVC，或在重复性的允许范围内。尤其是在使用支气管舒张剂前后的测试中。如果支气管舒张试验前或舒张试验后的第一次检查没有达到呼气平台或 FET<15 秒，可与后续检查的 FVC 比较，如果大于随后的 FVC 值或在可重复性允许范围内，则可接受。如果不符合任何 EOFE 可接受标准的检查，那么 FVC 测量值是不可接受的。但是，可接受的 FEV_1 测量值却可以从 1 秒后提前终止的测试中获得。

此外，当 EOFE 后的最大用力吸气容积（FIVC）>FVC 时，说明患者并未从 TLC 开始呼气。若 FIVC－FVC>0.100L 或 5%FVC（取较大者），则从该测试中获得的 FEV_1 和 FVC 都不可接受。还有如果流量零点调定错误，肺量计检查将会低估或高估 FEV_1 和 FVC，使 FEV_1 和 FVC 既不可接受也不可用。

2. 取值标准　FVC、FEV_1 均取所有可接受标准的测试中的最大值，可来自不同测试。MMEF、$FEF_{50\%}$、$FEF_{75\%}$ 等指标从最佳曲线（FVC＋FEV_1 总和最大的曲线）上取值。

3. 质量分级标准　推荐使用 2019 年 ATS/ERS 的"FEV_1 和 FVC 测量的质量分级标准"，包括 6 岁以上人群和 6 岁及以下儿童的标准，FEV_1 和 FVC 分别进行评估，可分为 7 个等级（表 8-3）。临床可采用 A 级、B 级及 C 级的检查数据；D 级数据存疑，综合临床资料判断部分结果仍可被接受；E 级数据仅可用于说明个体的结果"处于正常范围"或"最少达到这么高"，不保证重复性；U 级表示只有有用性，但无可接受的测试；F 级数据则不可采用。

表 8-3 FEV$_1$ 和 FVC 测量的质量分级标准

分级	测试次数	重复性：>6 岁	重复性：≤6 岁
A	≥3 次可接受	≤0.150L	≤0.100L 或 10% 最佳值，取较大值
B	2 次可接受	≤0.150L	≤0.100L 或 10% 最佳值，取较大值
C	≥2 次可接受	≤0.200L	≤0.150L 或 10% 最佳值，取较大值
D	≥2 次可接受	≤0.250L	≤0.200L 或 10% 最佳值，取较大值
E	≥2 次可接受或	>0.250L	>0.200L 或 10% 最佳值，取较大值
	1 次可接受	无	无
U	0 次可接受和 1 次可用	无	无
F	0 次可接受和 0 次可用	无	无

目前，部分肺功能软件也可依据相关标准对检查数据实行质量的自动评级，但对曲线的质量控制评估目前主要由人工完成，今后将可通过人工智能辅助判定。

（三）最大自主通气量测定的质量控制标准

1. 呼吸幅度基本一致、呼吸速度均匀的曲线。

2. 持续 12～15 秒。

3. 呼吸频率宜在 60 次 /min 以上，理想频率为 90～110 次 /min。

4. 潮气容积为 VC 的 50%～60%。

5. 至少进行 2 次可接受的测试，误差≤8%。

二、支气管激发试验的质量控制

支气管激发试验受使用仪器、测定方法、受试者测定时的状态等诸多因素的影响。因此，试验方法应标准化，使同一受试者多次检查纵向比较或不同受试者的检查结果横向比较具有可比性。

（一）激发液的质量控制

磷酸组胺（histamine phosphate）和氯化乙酰甲胆碱（methacholine chloride）是临床上最常用的支气管激发剂。这两种激发剂均为干燥的晶体,使用前需要先配制成溶液。乙酰甲胆碱溶液在室温下保存,经48天,其效价损失10%,经297天,其效价损失50%;如在4℃下保存,经128天,其效价损失仅10%;如在冷冻状态下,则可保存数年。组胺溶液的稳定性尚未见研究报告,但在4℃下可保存较长时间。因此,激发液的配制和保存均应严格按照规范进行,以确保其有效性。

1. 激发液的配制　配制过程中应注意无菌操作。不同测定方法配制的激发液浓度并不完全一致,配制时注意激发剂与稀释溶液的配比要正确,需符合不同激发方法的浓度要求,详见表8-4和表8-5。

表8-4　2分钟潮式呼吸法和5次呼吸法激发液配制方法

取样量	加0.9% NaCl稀释后容量	配制所得溶液浓度	标签
2倍稀释激发液			
激发剂100mg	6.25ml	16mg/ml	A溶液
A溶液3ml	6ml	8mg/ml	B溶液
B溶液3ml	6ml	4mg/ml	C溶液
C溶液3ml	6ml	2mg/ml	D溶液
D溶液3ml	6ml	1mg/ml	E溶液
E溶液3ml	6ml	0.5mg/ml	F溶液
F溶液3ml	6ml	0.25mg/ml	G溶液
G溶液3ml	6ml	0.125mg/ml	H溶液
H溶液3ml	6ml	0.062 5mg/ml	I溶液
I溶液3ml	6ml	0.031 25mg/ml	J溶液
4倍稀释激发液			
激发剂100mg	6.25ml	16mg/ml	A溶液
A溶液3ml	12ml	4mg/ml	B溶液
B溶液3ml	12ml	1mg/ml	C溶液
C溶液3ml	12ml	0.25mg/ml	D溶液
D溶液3ml	12ml	0.062 5mg/ml	E溶液
E溶液3ml	12ml	0.015 625mg/ml	F溶液

表 8-5　定量雾化吸入法和手捏式雾化吸入法激发液配制方法

取样量	加 0.9% NaCl 稀释后容积	配制所得溶液浓度	标签
激发剂 500mg	10ml	50mg/ml（5.0%）	A 溶液
A 溶液 4ml	48ml	25mg/ml（2.5%）	B 溶液
B 溶液 2ml	68ml	6.25mg/ml（0.6%）	C 溶液
C 溶液 2ml	24ml	3.125mg/ml（0.3%）	D 溶液

2. 激发液的保存

（1）保存的容器与标签：不同浓度的激发液分别密封存储于不同的容器中，如密封的试管。切勿将配制好的激发液直接保存在雾化器的储液槽中，以避免结晶阻塞毛细管孔口，影响释雾量。容器上应贴上标签，标明激发液的名称、具体浓度与配制时间。

（2）保存的温度：配制前乙酰甲胆碱晶体需 -20℃保存；组胺粉剂可常温保存。配制为激发液后需置于 4℃冰箱内保存，使用前需把激发液从冰箱取出，并在室温下放置 30 分钟，使其温度接近室温，若温度过低会影响激发液的雾化量。

（3）保存的时间：一般可存放 2 周。过期的激发液可能会降解，必须要弃掉，否则可能会影响检查结果。

（4）保存的特殊要求：组胺有遇光分解的特性，应避光保存。乙酰甲胆碱嗜水性很强，需防潮保存，开封后应存储于有干燥剂的容器内。

（二）激发液雾化吸入装置的质量控制

支气管激发试验主要通过雾化吸入激发液来进行。雾化吸入装置所产生的雾粒直径大小和释雾量多少是影响激发质量的重要因素。

1. 雾粒直径　雾化吸入是通过雾粒在支气管树的沉积而起作用的。雾粒是携带激发剂的载体，合适的雾粒可携带较多的激发剂，并在小气道内有较多的沉积。吸入的雾粒越小，越能进入周围气道。最适宜的雾粒直径为 1～5μm。过小的雾粒（如 <0.5μm）不易

在下呼吸道停留而直接随呼气排出，且携带激发剂的能力有限；而过大的雾粒（如＞10μm）多停留在上呼吸道，产生上呼吸道的刺激。

（1）射流雾化器：采用压缩气体（如压缩空气、氧气或电动压缩空气）作为气源，借助高速气体流过毛细管孔口并在孔口产生负压，将液体吸至管口，并撞击形成微细雾粒。雾粒的大小受雾化器结构的影响。不同品牌的射流雾化器，产生的雾粒直径各异。因此在选择雾化器时，需注意比较其雾粒直径大小，判断是否符合激发试验要求。国外产的 Wright（图 8-5）、DeVilbiss 646（图 8-6）或 SideStream（图 8-7）等雾化器均能达到上述要求。目前国内也有类似产品。

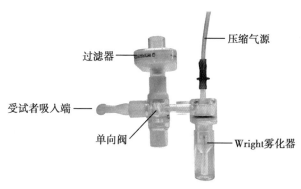

图 8-5　Wright 雾化器

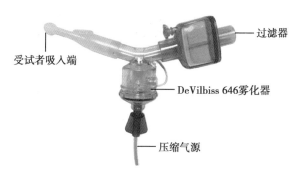

图 8-6　DeVilbiss 646 雾化器

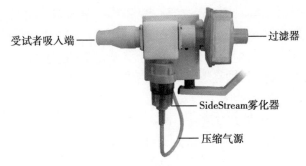

图 8-7 SideStream 雾化器

（2）手捏式雾化器：亦采用射流雾化原理，以手捏加压驱动雾化器产生雾粒。常用的手捏式雾化器有 DeVilbiss 40 雾化器、TAR-1 型玻璃雾化器（图 8-8）等。释雾量每揿（0.003 0±0.000 5）ml，70%～80% 雾粒直径<5μm。

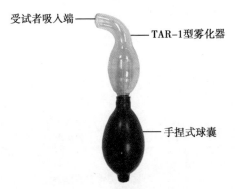

图 8-8 TAR-1 型玻璃雾化器

（3）超声式雾化器：通过电流的转换使超声发生器发生高频振荡，经传导至液面振动产生雾粒。多数超声雾化器产生的雾粒直径较小（1μm）、均匀，释雾量大，吸入时间过长可致气道过度湿化，对支气管哮喘或严重慢性阻塞性肺疾病患者并不合适。此外，超声也可能破坏某些激发剂的成分,尤其对生物激发剂的影响大。但利用其释雾量大的特点,可用于高渗盐水、低渗盐水或蒸馏水吸入激发试验。

2. 释雾量　气源的压力和流量均可影响雾化器的释雾量,从而影响吸入激发剂的剂量。

(1)潮式呼吸法的释雾量校准:潮式呼吸法,采用压缩气源与射流雾化器连接,呼吸双相持续产生雾液。如果采用中心气源,那么气源压力是变化的,需要同时调节气源压力和流量来校准释雾量。如果采用压缩气瓶作为气源,那么气源的压力可通过减压阀来调节于恒定范围,则释雾量可通过气体流量进行校准。根据激发试验的要求,潮式呼吸法的释雾量应为 0.13ml/min(± 10%)。

具体的校准方法如下:雾化器一端与压缩气源相连,雾化器内装生理盐水 5ml,称重(W_1),调节压缩气源流量为 7L/min,雾化 2 分钟,再称重(W_2)。释雾量(ml/min)= [雾化前重量 W_1(mg)- 雾化后重量 W_2(mg)] / [雾化时间(min)× 1 000mg]。按上述方法重复测定 3 次,计算平均值。

如果气源流量为 7L/min 时释雾量低于 0.13ml/min,则调节流量为 8L、9L;如果释雾量高于 0.13ml/min,则调节流量为 5L、6L,用同样方法测定各流量下的释雾量平均值。以释雾量为纵坐标,以流量为横坐标作图,可求得雾化器释雾量为 0.13ml/min 时的流量,见图 8-9。

使用雾化器进行激发试验时,就应调节至释雾量为 0.13ml/min 时的流量。在使用每种新的雾化器前,均应进行释雾量的校准。应当特别提出的是,即使是同一个厂家生产的雾化器,每个雾化器的释雾量也可能有较大的区别,因此每个雾化器使用前均应测定一次。

(2)定量雾化吸入法的释雾量校准:定量雾化吸入法,主要通过压缩空气泵与射流雾化器连接,在吸气流量达到一定程度时可驱动雾化器自动开始释放气雾,喷雾持续时间由程序精确控制,呼气

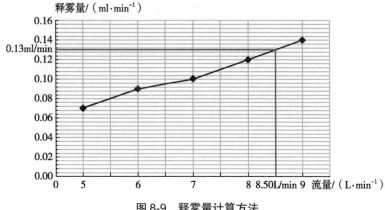

图 8-9 释雾量计算方法

时雾化器自动停止喷雾。由于仅于吸气相间断喷雾,所以根据雾化液的浓度和喷雾持续时间,可通过计算获得吸入激发剂的剂量。这种方法可对受试者的激发剂吸入量进行精确定量,因此称为"定量"雾化吸入法。由于压缩空气泵可保持恒定的压力,所以影响定量雾化吸入法释雾量的主要因素就是定量雾化装置的流量和雾化器的内部结构,使用前须对定量雾化装置释雾量进行校准,并根据释雾量来设置雾化方案。

1)定量雾化装置的流量/容积校准:如果使用与肺量计一体化的自动定量雾化装置,如 Jaeger 肺功能仪器的 Aerosol Provocation System(APS)激发试验雾化系统,或 Cosmed 肺功能仪器的 Integrated Dosimeter 一体化自动激发模块等,在校准释雾量之前,必须对定量雾化装置进行流量/容积校准。

第一步,连接定量雾化装置,包含雾化器(空)与呼出气过滤器(干),确保管路连接紧密。

第二步,打开定量雾化装置的校准程序,设定定标筒的容量,把定标筒连接在装置的喷雾端。

第三步,需保持低流量(<1～2L/s)连续推拉定标筒,直至校准完成,如图 8-10 所示。

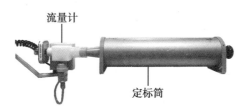

图 8-10　定量雾化装置的流量 / 容积校准

如果校准结果超出设备自定义的可接受范围,应积极查找原因,如管路漏气、过滤器潮湿导致阻力过大等,处理后再重新校准。一旦清洗定量雾化装置的流量计,或更换过滤器,管路阻力都会发生变化,应重新进行定量雾化装置的流量校准。

2)定量雾化装置的释雾量校准:

第一步,往雾化器中加入一定量的生理盐水,并称量及记录雾化器(含生理盐水)的重量。

第二步,把雾化器与定量雾化装置相连接,设定雾化时间,开启装置进行雾化,设定时间结束时装置自动停止喷雾。

第三步,取出雾化器,称量及记录雾化后的雾化器(含剩余生理盐水)重量。

第四步,通过公式[(雾化前重量－雾化后重量)/雾化时间]来计算出单位时间释雾量。最后,根据计算所得的单位时间释雾量,结合激发剂的浓度、单次吸气雾化持续时间、雾化吸入次数、累积剂量等设置激发试验的雾化方案(图 8-11),以确保吸入激发剂的精确定量。

(三)激发试验前受试者准备的质量与安全管理

1.激发试验的禁忌证　支气管激发试验可能会诱发受试者发生强烈的气道收缩,或者增加疾病风险,为了受试者的安全,避免试

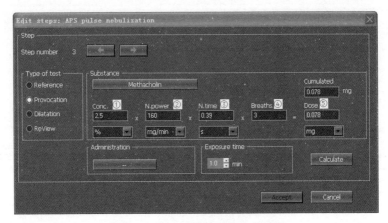

图 8-11　激发试验的雾化方案设置

①激发剂浓度；②激发装置释雾量；③雾化吸入的吸气持续时间；④雾化吸入次数；⑤雾化吸入激发剂的剂量（通过①②③④计算所得）

验过程中出现严重不良反应，检测前应详细询问受试者的病史，了解是否曾出现哮喘大发作、急性喉头水肿等需要急救的病史，过往有无做过支气管激发试验及其结果，并进行体格检查，排除所有激发试验的禁忌证（表 8-6）。

表 8-6　支气管激发试验的禁忌证

分类	具体情况
有发生严重哮喘发作的风险	曾有过致死性哮喘发作，或近 3 个月内曾因哮喘发作需要机械通气治疗者
	对吸入的激发剂有明确的超敏反应
	不能解释的荨麻疹
	哮喘发作或急性加重期
基础肺功能损害	$FEV_1 < 60\%$ 预计值（成人或儿童）或者小于 1.5L（成人），禁忌进行吸入性激发试验；$FEV_1 < 70\%$ 预计值且 $FEV_1 > 60\%$ 预计值，如严格观察并做好充足的准备，仍可考虑予以吸入性激发试验
	$FEV_1 < 75\%$ 预计值（成人或儿童），禁忌进行运动激发试验或过度通气激发试验

续表

分类	具体情况
患有心脑血管疾病	近 3 个月出现心肌梗死或者脑卒中
	控制不佳的高血压
	主动脉瘤
	近期做过眼科手术或者颅内压增高
孕妇和哺乳期妇女	目前尚无动物生殖研究表明,妊娠患者进行乙酰甲胆碱激发试验是否与胎儿畸形有关,或者是否会影响生育能力。吸入乙酰甲胆碱后是否会分泌乳汁也不清楚
药物影响	目前正在使用胆碱酯酶抑制剂(治疗重症肌无力)的患者不宜行乙酰甲胆碱激发试验;正在使用抗组胺药物的患者不宜行组胺激发试验

2. 激发试验的影响因素 有些因素或药物会影响气道的舒缩功能和气道炎症,从而影响气道反应性,导致结果出现假阳性或假阴性。为了检查结果的可靠性,检测前需停用这些药物或避免这些因素,见表 8-7。

表 8-7 支气管激发试验影响因素及其停用时间

影响因素	停用时间 /h
支气管舒张药	
吸入型 短效(如:沙丁胺醇、特布他林)	6
中效(如:异丙托溴铵)	24
长效(如:沙美特罗、福莫特罗、噻托溴铵、茚达特罗)	48
口服型 短效(如:氨茶碱)	12
中长效(如:缓释茶碱、丙卡特罗、班布特罗)	24~48
糖皮质激素	
吸入型(如:布地奈德、氟替卡松、丙酸倍氯米松)	12~24
口服型(如:泼尼松、甲泼尼龙)	48
抗过敏药及白三烯拮抗剂	
抗组胺药(如:氯雷他定、氯苯那敏、赛庚啶、酮替芬)	72

续表

影响因素	停用时间/h
肥大细胞膜稳定药(如:色甘酸钠)	8
白三烯受体拮抗剂(如:孟鲁司特)	96
其他	
食物(如:茶、咖啡、可乐饮料、巧克力)	检测当日
剧烈运动、冷空气吸入、吸烟	4

3. 受试者的安全预防措施 支气管激发试验可能会诱发严重支气管痉挛收缩,甚至发生过敏性休克。为了受试者的安全,必须准备急救的药物、器械和预案。器械主要包括听诊器、血压计、血氧饱和度监测仪等,用以评估受试者的状态。药物主要包括肾上腺素皮下注射剂、速效支气管舒张剂(如沙丁胺醇)定量雾化吸入剂、糖皮质激素和支气管舒张剂雾化吸入剂等。具体的应急预案按照第七章第三节支气管哮喘急性发作应急处置预案(见图7-5)。

（四）激发试验过程的质量与安全管理

1. 激发试验的流程 吸入性支气管激发试验有标准的流程,包括测定基础肺功能、吸入生理盐水重复检测肺功能、吸入激发剂重复测定肺功能和吸入支气管舒张剂缓解气道痉挛再复测肺功能,共4个步骤,详见支气管激发试验流程图(见图5-6)。

如果基础肺功能测定时,受试者不能配合完成可接受测试,或重复性欠佳,不符合质量控制要求;或受试者不能配合激发试验的动作,如连续雾化吸入激发剂,或平板运动和单车运动,均不宜进行吸入性支气管激发试验或运动激发试验。

注意:在给予激发剂时,应观察受试者吸入激发剂是否恰当和充分,若吸气深度不足、时间过短或与释雾不同步,都会影响检查效果。

2. 激发剂的雾化程序 不同的雾化吸入方法,如定量雾化吸入法、手捏式雾化吸入法、潮式呼吸法、5次呼吸法等,激发剂的雾化程序均有所不同。因为深呼吸可引起支气管保护作用,从而降低测试的敏感性,所以无论使用哪一种方法,我们均不推荐使用深大、深快呼吸动作,而推荐使用潮式呼吸或缓慢呼吸的动作。

(1)手捏式雾化吸入法雾化程序:手捏式雾化吸入组胺和乙酰甲胆碱激发试验的剂量流程分别见图 8-12 和图 8-13。给药程序可分为常规程序(2 倍递增)和简化程序(4 倍递增),激发剂浓度分别为 0.3%、0.6%、2.5%、5% 和 0.6%、2.5%、5%。对于高度怀疑或确诊为哮喘的患者,按常规程序吸入激发剂。对于基础通气功能正常的受试者,为缩短支气管激发试验时间,其剂量可按简化程序,但当 FEV_1 或 PEF 比基础下降超过 10% 时,即转回 2 倍递增法。

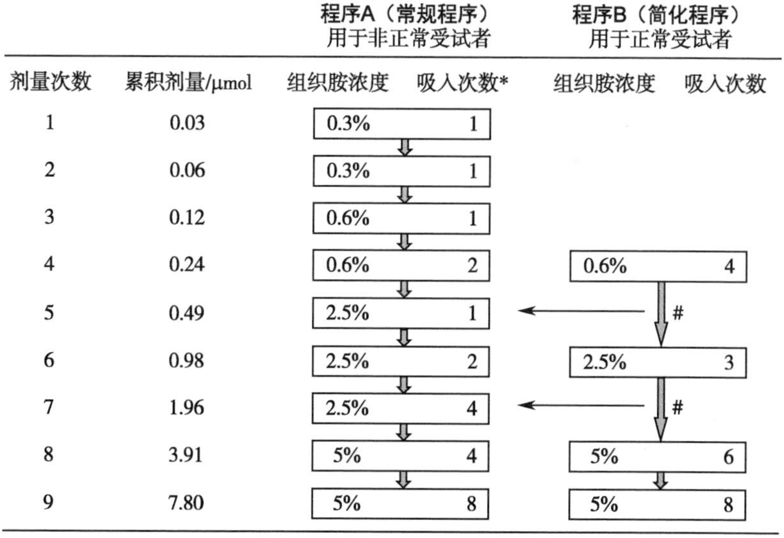

		程序A(常规程序)用于非正常受试者		程序B(简化程序)用于正常受试者	
剂量次数	累积剂量/μmol	组织胺浓度	吸入次数*	组织胺浓度	吸入次数
1	0.03	0.3%	1		
2	0.06	0.3%	1		
3	0.12	0.6%	1		
4	0.24	0.6%	2	0.6%	4
5	0.49	2.5%	1		#
6	0.98	2.5%	2	2.5%	3
7	1.96	2.5%	4		#
8	3.91	5%	4	5%	6
9	7.80	5%	8	5%	8

图 8-12 手捏式雾化吸入法组胺激发试验剂量流程图

* 为达到该组织胺剂量,吸入相应浓度所需的次数;

若 FEV_1(PEF)改变率 <10%,继续程序 B;若 FEV_1(PEF)改变率≥10% 而 <20%,转入程序 A;若 FEV_1(PEF)改变率≥20%,停止组织胺吸入

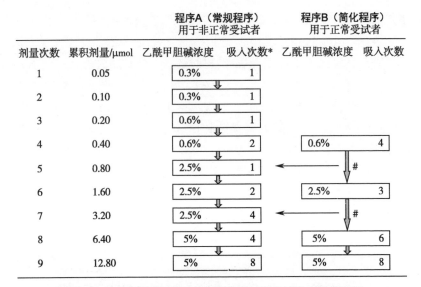

图 8-13　手捏式雾化吸入法乙酰甲胆碱激发试验剂量流程图

* 为达到该乙酰甲胆碱剂量，吸入相应浓度所需的次数；

\# 若 FEV_1（PEF）改变率 <10%，继续程序 B；若 FEV_1（PEF）改变率 ≥10% 而 <20%，转入程序 A；若 FEV_1（PEF）改变率 ≥20%，停止乙酰甲胆碱吸入

（2）定量雾化吸入法雾化程序：可在计算机软件中预设激发剂定量雾化方案，设计时雾化器的释雾量、激发剂的浓度、给予时间、次数均可自由调整，但需注意保证最大累积剂量达到阈值标准。可采用递增浓度（如 4mg/ml 和 32mg/ml，或 3.125mg/ml、6.25mg/ml、25mg/ml 和 50mg/ml）或单一浓度（25mg/ml），每吸的持续时间均可设定，每一浓度的给药次数也可预设，通过计算机可自动计算受试者吸入激发剂的累积剂量。给药程序（表 8-8、表 8-9）同样可分为常规程序（2 倍递增）和简化程序（4 倍递增），选择原则同前。

（3）潮式呼吸法雾化程序：调整压缩气源气体流量，使释雾量达 0.13ml/min ± 10%。检测时让受试者用口含住接口器，嘱受试者平静、均匀地进行潮式呼吸，雾化器需直立，否则影响释雾量。吸入

激发剂浓度为 0.03、0.06、0.125、0.25、0.5、1、2、4、8、16mg/ml，每次潮式呼吸吸入 2 分钟，吸入后分别在 30 秒和 90 秒检测 FEV_1，取其高值；5 分钟吸入下一浓度，2 倍递增。对于基础通气功能正常的受

表 8-8　定量雾化吸入组胺的给药程序

步骤	浓度 / (mg·ml⁻¹)	常规程序（2 倍递增）		简化程序（4 倍递增）	
		单次剂量 / mg（μmol）	累积剂量 / mg（μmol）	单次剂量 / mg（μmol）	累积剂量 / mg（μmol）
1	3.125	0.010（0.03）	0.010（0.03）	—	—
2	3.125	0.009（0.03）	0.019（0.06）	—	—
3	6.25	0.019（0.06）	0.038（0.12）	—	—
4	6.25	0.037（0.12）	0.075（0.24）	0.075（0.24）	0.075（0.24）
5	25	0.075（0.24）	0.150（0.49）	—	—
6	25	0.150（0.49）	0.300（0.98）	0.225（0.74）	0.300（0.98）
7	25	0.300（0.98）	0.600（1.96）	—	—
8	50	0.600（1.96）	1.200（3.91）	0.900（2.93）	1.200（3.91）
9	50	1.200（3.91）	2.400（7.80）	1.200（3.91）	2.400（7.80）

表 8-9　定量雾化吸入乙酰甲胆碱的给药程序

步骤	浓度 / (mg·ml⁻¹)	常规程序（2 倍递增）		简化程序（4 倍递增）	
		单次剂量 / mg（μmol）	累积剂量 / mg（μmol）	单次剂量 / mg（μmol）	累积剂量 / mg（μmol）
1	3.125	0.010（0.05）	0.010（0.05）	—	—
2	3.125	0.010（0.05）	0.020（0.10）	—	—
3	6.25	0.019（0.10）	0.039（0.20）	—	—
4	6.25	0.039（0.20）	0.078（0.40）	0.078（0.40）	0.078（0.40）
5	25	0.078（0.40）	0.157（0.80）	—	—
6	25	0.156（0.80）	0.313（1.60）	0.235（1.20）	0.313（1.60）
7	25	0.312（1.60）	0.625（3.20）	—	—
8	50	0.625（3.20）	1.250（6.40）	0.937（4.80）	1.250（6.40）
9	50	1.250（6.40）	2.500（12.80）	1.250（6.40）	2.500（12.80）

试者,可适当简化程序,从较高浓度开始或按 4 倍递增。

（4）五次呼吸法雾化程序:通过射流雾化器从低到高浓度逐次定量吸入雾化液,吸入激发剂浓度与 2 分钟潮气法相同。每次吸气时间成人约为 0.6 秒。每一浓度吸入 5 次。吸入后 30 秒和 90 秒分别检测 FEV_1。组胺和乙酰甲胆碱五次呼吸法的程序分别见表 8-10和表 8-11。

表 8-10　五次呼吸法组胺吸入浓度和剂量

组胺 /(mg•ml⁻¹)	吸入次数 / 次	5 次吸入剂量 / 单元	累积吸入剂量 / 单元
0.03	5	0.15	0.15
0.06	5	0.30	0.45
0.12	5	0.60	1.05
0.25	5	1.25	2.30
0.50	5	2.50	4.80
1.00	5	5.00	9.80
2.50	5	12.50	22.30
5.00	5	25.00	47.30
10.00	5	50.00	97.30

注:1 吸入剂量单元 =1 次吸入浓度为 1mg/ml 激发剂的剂量

表 8-11　五次呼吸法乙酰甲胆碱吸入浓度和剂量

乙酰甲胆碱（mg•ml⁻¹）	吸入次数 / 次	5 次吸入剂量 / 单元	累积吸入剂量 / 单元
0.075	5	0.375	0.375
0.15	5	0.750	1.125
0.31	5	1.55	2.68
0.62	5	3.10	5.78
1.25	5	6.25	12.00
2.50	5	12.50	24.50
5.00	5	25.00	49.50
10.00	5	50.00	99.50
25.00	5	125.00	225.00

注:1 吸入剂量单元 =1 次吸入浓度为 1mg/ml 激发剂的剂量

　　无论用什么方法，原则上均要求从低浓度 / 剂量开始，逐渐增加浓度 / 剂量，每次吸入激发剂后，都应密切观察受试者症状、体征和肺功能的变化，及时调整激发雾化程序。对于基础肺功能已下降或近期呼吸症状显著并高度怀疑为哮喘的受试者，按常规程序（即 2 倍递增剂量 / 浓度的程序）雾化激发剂。对于基础肺功能正常、近期无呼吸症状的受试者，可采用简化程序，即以 4 倍递增激发剂量 / 浓度的程序，但当肺通气功能显著下降，FEV_1 比基础值下降大于 10%，或受试者出现明显胸闷、喘息、气促等症状时，立即转回常规 2 倍递增的程序。试验时需有经验的临床医师在场，并备有急救药品，如 β_2 受体兴奋剂的吸入剂、1∶10 000 注射用肾上腺素、氧气和输液设备等。一旦发生急性严重不良反应时，及时积极处理。

　　3. 工作人员的职业暴露防护措施　激发试验过程中，激发剂溶液雾化产生的气雾可释放在检查室内环境中，造成空气污染。为了保护工作人员，减少职业暴露，肺功能室应积极采取防护措施。一方面，要减少激发剂气雾释放到室内空气中。呼气驱动雾化器的使用可减少激发剂的环境暴露，这种雾化器只有在吸气气流达到一定程度才会产生气雾；呼气时并不释放气雾。另外，推荐使用低阻力过滤器，这些过滤器连接在雾化器的呼气端（见图 8-5 至图 8-7），可过滤受试者呼出气中的激发气雾，减少空气污染。另一方面，要加强室内通风，排出室内空气中激发剂气雾。除了开窗以外，推荐使用通风设备，如抽风机、空气净化器等。

三、支气管舒张试验的质量控制

　　为使同一受试者前后两次或不同受试者的试验结果具有可比性，必须对支气管舒张试验质量进行严格控制，使试验方法标准化。

　　1. 基础肺功能检查应符合质量标准，如以肺量计检查为评价指标，需获得 3 次可接受的 FEV_1、FVC、PEF，取最佳值作为支气管舒张试验的基线值。一般情况下，FEV_1 小于 70% 预计值可行支气管舒张试验,若肺通气功能检查无气道阻塞则无须进行支气管舒张试验。但对于一些特殊人群,如有呼吸道相关症状但肺通气功能正常的患者,还有一些运动员或重体力劳动者等,其个人最佳值高于正常参考值,当基础肺功能检查实测值显著低于个人最佳值时,即使基础肺功能尚在正常范围内,仍可考虑进行支气管舒张试验。

2. 吸入支气管舒张剂方法的正确与否,是影响试验效果的关键因素。如果使用定量气雾吸入器(metered dose inhaler,MDI),需观察受试者能否恰当和充分地吸入药物,若吸气深度不足、时间过短、与释雾不同步,推荐使用储雾罐。如果采用雾化吸入,需了解气源的压力和流量、雾化器的释雾量及雾粒大小的分布等,雾化器释放的颗粒直径以1~5μm最为理想。

3. 关于吸入剂量,研究表明,吸入200μg沙丁胺醇或80μg异丙托溴铵,已可保证舒张试验的效能。但为了减少个体差异,保证支气管舒张剂的有效和足量吸入,建议采用沙丁胺醇400μg或异丙托溴铵160μg。如果医师担心吸入过多药物引起某些受试者心悸、心律失常或发生肌肉震颤等不良反应,可酌情减量吸入。

4. 不同舒张药物的起效和达峰时间有所不同,故需根据药物特性而设定不同的药后复查肺功能的时间。例如,以沙丁胺醇进行支气管舒张试验,应在给药后15~30分钟进行检查,而异丙托溴铵则在给药后30~60分钟进行检查。

四、肺弥散功能检查的质量控制

(一)肺弥散功能检查设备的质量控制措施

肺弥散功能检查设备的校准要求详见表8-12。校准记录应予以保存,正常人的测试结果及日期应记录在科室日志中以备查看。

1. 气体分析仪零点校正　在每次检查之前,气体分析仪必须做零点校正。

2. 环境校准　每天开机预热后录入室温、室压、湿度、海拔高

表 8-12　肺弥散功能检查设备校准要求

项目	最小周期	措施
气体分析仪零点校准	每人	每次检查前做一次
环境校准	每天	开机预热完成后,质量控制要求同肺量计
容积校准	每天	环境校准完成后,质量控制要求同肺量计
气体校准	每天	容积校准完成后,气体浓度误差须 <±0.5%
正常人测试	每周	最好是肺功能室同一工作人员

度,校准为体温(37℃)、环境大气压、水蒸气饱和气体状态(BTPS)。如果日间室温变化较大,还需进行适时校准。

3. 容积校准　推荐用 3L 定标筒,确证肺功能仪器容积或流量测试正常,方法与肺量计校准相同。

4. 气体浓度校准　不同类型的气体分析仪、不同品牌的仪器,测试气体的成分和浓度也不同。每次完成上述容积校准后,均应通过仪器自检进行气体浓度的校准,与气瓶的气体浓度差异应小于0.5%。在海平面水平,电化学气体分析仪要求的测试气体成分为:21% 氧气、10% 氦气、0.3% 一氧化碳,剩余气体为氮气填充平衡;红外线气体分析仪要求的测试气体成分为:21% 氧气、0.3% 甲烷、0.3% 一氧化碳,剩余气体为氮气填充平衡。若在高原地区,海拔超过海平面水平,大气压降低,则应提高吸入气的氧浓度(FiO_2)使吸入气体的氧分压(PiO_2)达到 150mmHg。如,某高原地区,环境大气压为 700mmHg,根据公式 $FiO_2 = PiO_2 \div (大气压 - 47) = 150 \div (大气压 - 47) = 150 \div (700 - 47) = 0.229$,则 FiO_2 应校准为 22.9%。

5. 正常人测试　每周或者怀疑 D_LCO 检查有问题时,先对仪器进行漏气检查,然后用 3L 定标筒模拟 D_LCO 检查,数据应该接近 0,最后进行正常人测试,如果正常人 D_LCO 超出 10%,则联系专业工程人员来检查与维护。

(二)肺弥散功能检查前受试者准备的质量控制

1. 准确记录一般资料　弥散功能指标的预计值与受试者的性

别、年龄、身高和体重有关,检查前应准确记录受试者的出生日期、性别,准确测量其身高和体重,以保证预计值的准确。胸廓畸形的受试者,如脊柱后凸者,可通过测量指间距来估算身高;让受试者背靠墙,尽量展开双臂,测量两手中指之间的距离,即为指间距。

2. 排除影响因素　检查前应详细询问受试者病史,避免任何影响受试者肺毛细血管血容量及弥散能力的因素,如检查前 2 小时应避免饱餐和剧烈运动;停止吸烟至少 24 小时,吸烟者应在检查报告中注明吸烟情况及时间;停止喝酒至少 4 小时;对于吸氧的受试者,在情况许可的范围内建议检查前至少停止吸氧 10 分钟,如果病情不允许停止吸氧,应在检查报告中注明吸氧情况。

3. 评估是否需要进行结果校正　了解受试者是否贫血,查询受试者的血红蛋白(Hb)值,以便进行 Hb 校正之时使用。

4. 测定质量控制参考指标　肺弥散功能检查前应先准确测定受试者的肺活量或用力肺活量。一方面用于判断受试者检查方法,一般要求肺活量大于 1.0L,方可进行一口气法肺弥散功能检查;另一方面,这是确定受试者在肺弥散功能检查中吸气容量是否充分的重要判断标准。

(三)肺弥散功能检查的质量控制标准

1. 弥散功能检查的可接受测试标准

(1)吸气容量:不少于 85% 肺活量(VC),吸气不完全会影响一氧化碳的摄入而导致弥散量下降。

(2)吸气时间:不超过 2.5 秒(无气道阻塞受试者)或 4.0 秒(气道阻塞受试者)内完成,如果吸气速度过慢会影响测试气体在肺内的充分平衡和弥散而导致弥散量下降。

(3)屏气时间:(10.0±2.0)秒,屏气时间过短会使气体在肺内弥散时间不足而导致弥散量下降;屏气时间过长则令部分受试者不能完成或引起不适。

(4)屏气过程:无漏气;屏气时的肺内压应接近大气压,让受试者在屏气时放松即可,口压监测压力变化不超过 ± 3kPa;无 Muller 动作(在声门关闭情况下用力吸气,使胸腔内负压增加)和 Valsalva 动作(在声门关闭情况下用力呼气,使胸腔内正压增加)。

(5)呼气动作:控制在 2.0～4.0 秒,不超过 4 秒。呼气过快或者过慢都会影响呼出气体的采样。

注意:整个检查过程中都不能让受试者快速用力呼气,同时需要提醒受试者呼气要平滑、无犹豫和中断。

2. 弥散功能检查的重复性标准　检查次数由操作者依据受试者情况和配合程度决定,至少测定 2 次,一般 < 5 次。最佳 2 次间 D_LCO 相差 < 3ml/(min·mmHg),或在最大值的 10% 之内。如受试者未能达到检查要求,取最高 2 次测定值的平均值。

3. 弥散功能检查质量分级标准　结合吸气量(VCin)/ 呼气量(VCex)的比值、屏气时间和呼气时间,分为 A～F 共 5 个等级,见表 8-13。

表 8-13　弥散功能检查质量分级标准

分级	VCin/VCex	屏气时间 / 秒	呼气时间 / 秒
A	≥90%*	8～12	≤4
B	≥85%	8～12	≤4
C	≥80%	8～12	≤4
D	≤80%	<8 或 >12	≤5
F	≤80%	<8 或 >12	>5

* 如果 VCin/VCex≥85% 且此次 V_A 与其他可接受测试中最大的 V_A 值相差小于 200ml 或者 5%(取较大者)

(四)肺弥散功能检查结果校正

血红蛋白(Hb)、吸入气体的氧分压(PiO_2)和碳氧血红蛋白(COHb)等异常可影响肺弥散功能检查的结果,因而需进行校正,并应以 D_LCO 校正值来判读正常与否,并在检查报告中注明。

1. 血红蛋白(Hb)校正　有影响 Hb 倾向的因素(如血液病或慢性肾功能不全及大出血等引起的贫血,恶病质等)均可导致 D_LCO 下降。这是由于血液中 Hb 下降,使吸入气体在弥散过程中不能充分与其结合,造成红细胞膜内外血液与肺泡中气体分压差下降。并不是真正的肺泡 - 毛细血管膜气体交换效率降低,因此 Hb 的校正特别重要。15 岁以上成年男性(假设其 Hb < 14.6g/L)的 D_LCO-Hb 校正预计值 = D_LCO 预计值 × [1.76Hb/(10.22 + Hb)];15 岁以下男孩和成年女性(假设其 Hb < 13.4g/L)的 D_LCO-Hb 校正预计值 = D_LCO 预计值 × [1.76Hb/(9.38 + Hb)]。

2. 吸入气体的氧分压(PiO_2)校正　吸入高浓度氧或者在高原低氧的状态下进行 D_LCO 检查都要校正。肺泡氧分压(partial pressure of oxygen in alveolar gas, P_AO_2)每改变 1mmHg, D_LCO 改变约 0.35%; PiO_2 每改变 1mmHg, D_LCO 改变约 0.31%。假设海平面空气氧分压为 100mmHg, D_LCO 校正预计值公式如下: D_LCO-P_AO_2 校正预计值 = D_LCO 预计值 /[1.0 + 0.003 5(P_AO_2 - 100)];在高原地区假设吸入氧分压为 150mmHg, D_LCO 校正预计值公式如下: D_LCO-PiO_2 校正预计值 = D_LCO 预计值 /[1.0 + 0.003 1(PiO_2 - 150)]。注: PiO_2 = FiO_2 × (大气压 - 47)。

3. 碳氧血红蛋白(COHb)校正　COHb 会通过两种途径影响 D_LCO: 一是占用部分 Hb, 类似贫血改变;二是改变 CO 在血液中的分压,降低 CO 从肺泡中向血液中转移的驱动压。吸烟或 CO 含量超标地区的人群检查 D_LCO 时必须进行 COHb 校正。COHb 改变在 2% 以内时不需要进行校正, D_LCO-COHb 校正预计值 = D_LCO 预计值 × (102% - COHb%)。

五、肺容积检查的质量控制

(一)肺容积检查设备的质量控制

1. 设备校准　包括环境、流量 / 容量和气体校准。

（1）环境校准需录入室内温度、湿度、大气压等参数，将室温室压自然呼吸状态的气体指标换算为 BTPS 状态。流量／容量校准详见前面章节。

（2）气体分析仪校准的具体操作和要求请参照仪器使用手册。混合气体的浓度必须符合仪器的标准要求。

（3）推荐每月 1 次选择肺功能室健康工作人员进行生物学验证。

（4）每隔 6 个月对氮气及氦气分析仪的线性度进行校准。

2. 注意事项

（1）检查 CO_2 吸收剂（钠石灰）和 H_2O 吸收剂（硅胶或氯化钙）的状态，有些吸收剂带有颜色指示，当颜色变化时提示吸收能力降低或消失，需及时更换。

（2）使用压缩气体钢瓶，需核对气体成分与浓度是否符合仪器使用手册的要求，检查连接口有无漏气，并调节减压阀至仪器使用手册指定的合适压力。

（3）检查测试的呼吸回路有无漏气，如呼吸管道的安装是否紧密，重复呼吸贮气袋的连接是否密封，吸收剂盒盖是否拧紧等。

（二）肺容积检查的质量控制

1. 慢肺活量检查的质量控制标准

（1）平静呼气末基线平稳，至少 3 个潮式呼吸的呼气末肺容积误差 <0.10L，基线升高提示呼吸偏离 FRC 位或有漏气。

（2）吸气完全或呼气完全，在 RV 位和 TLC 位均出现平台。

（3）至少进行 2 次测定，2 次之间休息 1 分钟以上；最佳值与次佳值之间的误差 <0.15L。

2. 氦稀释法检查的质量控制及注意事项

（1）仪器测试系统的无效腔容积应做矫正，包括呼吸回路、接口器、过滤器以及 CO_2 和 H_2O 吸收剂的容积。

（2）为避免漏气，鼓膜穿孔者需使用耳塞，胸腔闭式引流者需夹闭引流管。配合欠佳者必要时使用带有唇齿挡板的接口器。佩戴义齿者,若感觉舒适则无须取出义齿。

（3）检查后需测量 VC、IC、ERV 等指标,必须符合质量控制标准,否则影响间接肺容积指标的换算结果。

（4）2 次测试之间至少间隔 15 分钟;严重气道阻塞或肺大疱患者,需间隔更长时间,以充分清除肺内残余气体。

（5）氦稀释的时间,健康人时间较短,气道阻塞和肺内气体分布不均者需时较长,严重者可达 7～10 分钟。

（6）两次或多次重复测定之间误差应 < 10%,取 FRC 平均值,用于计算其他肺容积。如果只有一次满意的测定,结果评析时需要注意结合临床。

3. 氮冲洗法的质量控制及注意事项

（1）检查前需先测量 VC、IC、ERV 等用肺量计直接测试的肺容积指标,用以换算间接肺容积指标,直接的测试必须符合质量控制标准,否则影响计算结果。

（2）吸入纯氧过程中如果漏气会影响检查结果。为此,鼓膜穿孔者需使用耳塞。胸腔闭式引流者需夹闭引流管。使用带有唇齿挡板的接口器,有助于避免受试者口角漏气。佩戴义齿者,若感觉舒适则无须取出义齿。测试曲线有助于判断有无漏气,正常情况下曲线显示氮浓度连续且均匀地下降,若氮浓度骤然升高,提示漏气。一旦出现漏气,应立即终止检查,重新测定。

（3）肺内残余气体将影响下次测试结果。为此,2 次测试之间至少间隔 15 分钟;严重气道阻塞或肺大疱患者,需间隔更长时间,甚至达 1 小时,以充分清除肺内残余气体。

（4）氮冲洗时间,健康人大概在 3～4 分钟之内完成,但气道阻塞者需时更长,严重者可达 7～10 分钟,直至氮浓度稳定在 < 1.5% 后,才终止测定。部分肺部气体分布不均的患者,冲洗时间 7 分钟以上,呼出气氮浓度仍可能无法达到 < 1.5%,可能影响到对肺容积的准确判断,需在检查报告中加以说明,以便结合临床综合分析。

（5）两次或多次重复测定之间误差应＜10%，取 FRC 平均值，用于计算其他肺容积。如果只有一次满意的测定，结果评析时需要注意结合临床。

六、体积描记仪检查的质量控制

（一）体积描记仪的校准

体积描记仪每天都需要对多个传感器进行校准。当仪器的准确性可疑，或移动了设备的位置时，都应重新校准。

1. 预热　设备开机后要保证充足的预热时间，一般 20～30 分钟。

2. 流量传感器校准　肺量计的流量传感器校准，见前面章节。

3. 密闭性检查　关闭仓体，等待约 2 分钟，待仓内压力和温度稳定，设备可自动对仓体的密闭性进行检查，判断仓体泄漏时间是否符合标准。

4. 口压传感器及仓压传感器校准　口压传感器采用水压表或类似装置（如加重活塞）产生精确的压力信号来进行校准。仓压传感器通常采用正弦泵，产生 25～50ml 的容积变化信号进出仓体，仓压传感器的增益将被调整，使仓体的容积变化引起特定的压力变化，并产生校准系数。校准后使测量值在可允许的变化范围之内。口压传感器及仓压传感器校准，均由设备自动进行。校准标准按照不同设备的设定而异，具体标准请询问设备厂家的工程师。

（二）体积描记法检查的质量控制标准

1. 在整个体积描记法检查过程中，受试者口含接口器不能松脱，口角不能漏气，否则呼吸容量基线会有漂移，则 TLC、RV 等计算会有较大的误差。

2. 在气道阻力检查时，受试者需保持浅快呼吸，要求浅快呼吸频率为 1.5～2.5Hz（1.5～2.5 次 /s，即 90～150 次 /min），至少应记录到 3～5 个满足技术要求的重复性好的呼气流量 - 仓压曲线。目前已有一些新型体积描记仪可进行自动呼吸压力容积补偿，只需平静呼吸方式而无需浅快呼吸,提高受试者的依从性和检查的重复性。

3. 在肺容积测定时,阻断器会在呼气末(功能残气位)阻断 $2\sim3$ 秒。此时要求受试者保持浅快呼吸动作,口腔压 $\pm1kPa(\pm10cmH_2O)$,但呼吸频率在 $0.5\sim1.0Hz(30\sim60$ 次 $/min)$。如果浅快呼吸频率大于 $1.5Hz(90$ 次 $/min)$,可能导致结果错误,如果低于 $0.5Hz(30$ 次 $/min)$,则会因体积描记仪的可控泄漏而出现问题。

4. 在受试者检查间歇期间,体积描记仪需适当打开通风,以避免受试者呼出的热空气及体温所造成的箱内温度升高,影响测定的准确性。

第四节　肺功能检查的质量控制指标

为了进一步落实医疗质量管理控制工作精神,加强呼吸内科的医疗质量管理,规范临床诊疗行为,促进医疗服务的标准化、同质化,国家卫生和计划生育委员会(现为国家卫生健康委员会)组织成立了国家呼吸内科医疗质量控制中心,负责制定并完善呼吸内科质量控制体系,起草呼吸内科医疗质量控制指标。

医疗质量控制指标是开展医疗质量管理与控制工作的重要工具,有助于同一专业或同一种诊疗手段在各地区、各医疗机构之间的横向比较,可真实了解全国质量工作的基线水平及开展情况。国家呼吸内科医疗质量控制中心多次组织国家呼吸内科医疗质量控制中心专家委员会成员召开工作会议,共同讨论并制定了呼吸内科代表性疾病及代表性技术的质量控制指标。

肺功能检查技术是呼吸内科代表性关键技术之一。在肺功能检查技术质量控制指标的起草过程中,结合了国内外公认的相关标准,立足我国国情,坚持科学、灵活、实用、独立、可行的指标确立原则,充分利用群体决策、聚类分析等指标筛选方法,兼顾结构质量、环节质量和终末质量。质量控制指标初稿完成后,广泛征求国内肺功能专家的意见,并进行了修改完善,最终形成了《肺功能检查技术医疗质量控制指标(2015 年征求意见稿)》,详述如下。

一、肺量计检查设备定标率

1. 定义　根据中华医学会呼吸病学分会肺功能专业组制定的《肺功能检查指南(第二部分)——肺量计检查》中肺量计质量控制要求,每个工作日检查前均需进行肺量计检查设备容积定标,以配备容积定标筒和定标记录作为质量控制依据。肺功能仪器设备定标率是指容积定标的天数占同期所有工作日天数的比例。

2. 计算公式

$$肺量计检查设备定标率 = \frac{肺量计检查设备定标天数}{同期所有工作日天数} \times 100\%$$

3. 意义　体现肺功能仪器校验情况,是反映医疗机构肺功能检查医疗质量的重要结构性指标之一。

4. 采集方法　肺功能室根据实际记录,手工填写上报。

二、肺量计测试质量合格率

1. 定义　根据中华医学会呼吸病学分会肺功能专业组制定的《肺功能检查指南(第二部分)——肺量计检查》中肺量计质量控制要求,对肺功能检查质量进行评价。肺功能检查质量达标率是指在肺功能检查报告中,达到中华医学会呼吸病学分会肺功能专业组制定的肺功能检查系列指南中肺功能检查质量等级判断标准 C 级以上(包括 C 级)的比例。

肺量计检查单次操作可接受性标准:呼气达到最大努力,PEF 尖峰迅速出现,外推容量 < 5% FVC 或 0.15L;至少呼气 6 秒,若呼气时间 < 6 秒,其时间 - 容积曲线须显示呼气相平台出现且超过 1 秒;呼气相降支曲线平滑,呼气过程无中断、无咳嗽,牙齿或舌头无阻塞咬嘴、无漏气、无影响测试的声门闭合等情况。

重复性标准：测定过程中要求受试者至少测定 3 次（一般最多不超过 8 次）；可接受的操作中，FEV_1 和 FVC 最佳值与次佳值两者间差异少于 0.15L。肺量计检查质量等级判断标准：A 级，3 次可接受测试，FEV_1 和 FVC 的最佳值与次佳值差异 <0.15L；B 级，3 次可接受测试，FEV_1 和 FVC 的最佳值与次佳值差异 <0.2L；C 级，至少 2 次可接受测试，FEV_1 和 FVC 的最佳值与次佳值差异 <0.25L。

2. 计算公式

肺量计测试质量合格率 =

$$\frac{达到肺功能检查质控标准 C 级以上的肺功能检查例数}{同期肺功能检查的总例数} \times 100\%$$

3. 意义　体现肺功能检查的质量控制水平，是反映医疗机构肺功能检查医疗质量的重要过程性指标之一。

4. 采集方法　本项质量控制内容以抽检形式进行。

（1）采集范围：肺功能室所完成的全部肺功能检查（包括门诊和病房）。

（2）采集数量：全年肺量计检查例数中采集 60 例进行自查。采集方法是应用等距随机抽样抽取。肺功能检查质量等级判断标准 C 级以上（包括 C 级）的例数、肺功能检查质量等级判断标准 C 级以上（包括 C 级）的比例，并分别统计 A、B、C 级肺功能的例数。

三、肺量计检查报告内容合格率

1. 定义　根据中华医学会呼吸病学分会肺功能专业组制定的《肺功能检查指南（第二部分）——肺量计检查》中肺量计质量控制要求拟定标准检查报告格式。肺量计检查报告内容合格率是指在肺量计检查的全部报告中，符合标准肺量计检查报告格式的合格报告所占比例。

合格肺量计检查报告应包括：

（1）患者一般资料：姓名、编号、性别、年龄、身高、体重、种族、特殊用药情况、预计值来源、测试日期、测试条件。

（2）检测结果：FVC（实测值），FVC%Pred（占预计值百分比），FEV_1、FEV_1%Pred，FEV_1/FVC，FET（用力呼气时间），$FEF_{25\%}$、$FEF_{25\%}$%Pred，$FEF_{50\%}$、$FEF_{50\%}$%Pred，$FEF_{75\%}$、$FEF_{75\%}$%Pred，$FEF_{25\%\sim75\%}$、$FEF_{25\%\sim75\%}$%Pred。

（3）曲线：流量 - 容积曲线，时间 - 容积曲线。

（4）报告检查质量控制情况。

（5）肺功能诊断。

（6）操作者、审核者签名及日期。

（7）若进行支气管舒张试验需注明吸入药物名称、剂量和吸入方法。分别标明舒张试验前、后各项检测指标的数值以及改善率。

2. 计算公式

$$肺量计检查报告内容合格率 = \frac{符合标准肺量计检查报告格式的报告数}{肺量计检查的报告总数} \times 100\%$$

3. 意义　体现肺功能检查的质量控制水平，是反映医疗机构肺功能检查医疗质量的重要过程性指标之一。

4. 采集方法　本项质量控制内容以抽检形式进行。

（1）采集范围：肺功能室所完成的全部肺功能检查（包括门诊和病房）。

（2）采集数量：全年肺量计检查例数中采集 60 例进行自查。采集方法是应用等距随机抽样抽取。统计并上传自查例数、合标报告（无任何缺项）的例数、肺量计检查报告内容合格率。

四、肺量计检查结果判读正确率

1. 定义　肺量计检查结果判读正确率是指肺量计检查结果判读正确的报告数占全部肺量计检查报告总数的比例。肺量计检查结果判读标准依据中华医学会呼吸病学分会肺功能专业组制定的《肺功能检查指南（第二部分）——肺量计检查》。

2. 计算公式

$$\frac{肺量计检查结}{果判读正确率} = \frac{肺量计检查结果判读正确的报告数}{肺量计检查的报告总数} \times 100\%$$

3. 意义　体现肺功能诊断质量,是反映医疗机构肺功能检查医疗质量的重要结果性指标之一。

4. 采集方法　本项质量控制内容以抽检形式进行。

(1) 采集范围:肺功能室所完成的全部肺功能检查(包括门诊和病房)。

(2) 采集数量:全年肺量计检查例数中采集 60 例进行自查。采集方法是应用等距随机抽样抽取。统计并上传自查例数、正确报告的数量、肺量计检查结果判读正确率。

第五节　肺功能检查的质量记录清单

质量记录是记载肺功能室管理过程状态和过程结果的文件,是肺功能室质量管理的一项重要的基础工作,是质量体系的关键要素之一。质量记录是一种客观证据,是肺功能室质量保证的证实文件,应真实准确地记载质量信息,才能为有效地运行肺功能室质量管理并实现持续性改进提供可靠的依据。

一、质量记录文件的格式要求

表 8-14 举例列出了一些肺功能室的质量记录文件,以供参考。在设计和编制记录文件时,内容应尽量采用国际、国内或行业标准,参考先进医院的成功经验,以使记录规范化和标准化。记录文件格式上应使用适当的表格或图表格式加以规定,并统一编号,使各项记录更为系统和协调。由负责人审核,报医院质量与安全管理部门批准,注明审核人、批准人和生效日期,实现记录的标准化管理。

表格的格式可参见表 8-15。各项记录的格式和内容应当是固定的，不能随意变更，如果需要修改，应说明修改内容和理由，再由相关负责人员审核和批准，更新版本号，并规定一个统一的时间开始执行使用。

表 8-14　肺功能室的质量记录文件列表

类别	编号	记录表格名称
设备管理	1-01	设备台账
	1-02	设备安装与培训记录表
	1-03	设备校准记录表
	1-04	设备洗消记录表
	1-05	设备检修记录表
	1-06	设备报废记录表
人员管理	2-01	人员资质记录表
	2-02	人员业务培训记录表
	2-03	人员考核记录表
	2-04	人员继续教育登记表
耗材管理	3-01	过滤器与接口器入库登记表
	3-02	激发试剂出入库登记表
	3-03	舒张试剂出入库登记表
	3-04	混合气瓶出入库登记表
	3-05	抢救车药品器械登记表
质量安全管理	4-01	质量考核登记表
	4-02	医院感染考核登记表
	4-03	应急演练记录表
	4-04	严重不良事件登记表

表 8-15 肺功能设备检修记录表

文件名称:肺功能设备检修记录表　　　文件编号:PFT 1-05　　　版本号:V2
审核人:×××　　　批准人:×××　　　生效日期:××××年××月××日

日期	设备编号	检修内容	检修结果	签名

二、记录的填写要求及注意事项

1. 记录用笔要求　记录用笔可以用钢笔、圆珠笔或签字笔,不应用红笔和铅笔,这些笔能够确保记录永不褪色。

2. 记录的原始性　记录要保持现场运作,如实记录,这就是原始性。原始就是最初的、第一手的。原始性就是当天的运作当天记,当周的活动当周记。做到及时和真实,不允许添加点滴水分,使记录真实可靠。记录保持其原始性,不可以重新抄写和复印,更不可以在过程进行完后加以修饰和装点。

3. 记录要清晰准确　记录是作为阐明质量管理体系所取得结果或提供体系所完成活动的证据的文件而策划设置的,首先要属实,要做到属实,就要将过程做到位且运作事实记得正确和清晰,语言和用字都要规范。不但使自己能看清楚,也能使别人都看清楚。

4. 笔误的处理　在填写记录出现笔误后,不要在笔误处乱写乱画,甚至涂成黑色或用修整液加以掩盖,正确处理笔误的方法,是在笔误的文字或数据上,用原使用的笔墨画一横线,再在笔误处的上行间或下行间填上正确的文字和数值。

5. 空白栏目的填写 有些记录在运作的情况下所有的栏目无内容可填。空白栏目不能不填,其填写的方法是在空白的适中位置画一横线,表示记录者已经关注到这一栏目,只是无内容可填,就以一横线代之,如果纵向有几行均无内容填写,亦可用一斜线代之。

6. 签署要求 记录中会包含各种类型的签署,有记录人的签署,有认可、审定、批准等签署,这些签署都是原则、权限和相互关系的体现,是记录运作中不可少的组成部分,任何签署都应签署全名,同时尽可能地清晰易辨,不允许有姓无名或有名无姓的情况存在。

三、记录文件的管理

1. 记录的标识 应具有唯一性标识,为了便于归档和检索,记录应具有分类号和流水号。标识的内容应包括:记录表格所属的质量管理文件的编号、版本号、表号、页号。没有标识或不符合标识要求的记录表格是无效的表格。

2. 记录的贮存和保管 记录应当按照档案要求立卷贮存和保管。记录的保管由专人负责,应建立必要的保管制度,保管方式应便于检索和存取,保管环境应适宜可靠,干燥、通风,并有必要的架、箱,应做到防潮、防火、防蛀,防止损坏、变质和丢失。结合现代计算机技术,可将记录表格扫描,存为电子文档。关于保存期限问题,也应作出相应规定。一般情况下,记录的保存期限为 2 年,主要的记录应保存 3～5 年,重要的记录应长期保存。

3. 记录的检索 一项质量活动往往涉及多项记录的内容和表格,为了避免漏项,应当对记录进行编目,编目具有引导和路径作用,可以便于记录的查阅和使用,使查阅对该项质量活动的记录能有一个整体的了解。对于记录内容较多、质量活动联系复杂的记录,也可设置分项编目。记录的查阅纳入计算机管理是比较好的做法,编制电子索引,可以提高检索和查阅的效率。

4. 记录的处置　超过规定保存期限的记录,应统一进行处理,重要的含有保密内容的记录须保留销毁记录。

第六节　肺功能室质量管理的实施

1. 设置肺功能室医疗质量与安全管理责任人,或成立肺功能室医疗质量与安全管理小组,负责对肺功能室的医疗质量与安全管理的督导,把提高肺功能室医疗质量与安全作为管理工作的核心,作为医疗临床工作的出发点和归宿。切实抓好医疗全过程的质量与安全保证措施,达到质量与安全管理的优化目标。

2. 根据医院分级管理的要求,制订切实可行的质量与安全管理方案,结合岗位职责,把质量与安全(简称质安)目标落实到人,做到人人抓"质安",讲"质安",把"质安"落到实处。

3. 制订医疗质量与安全主要标准指标及考核评价办法,根据计划(Plan)、执行(Do)、检查(Check)、改进(Action),即 PDCA 循环的科学程序实施质量管理。例如,按照标准与指标,定期(如每个季度)对肺功能室的医疗质量与安全情况进行检查,召开会议评价与分析检查结果,查摆存在的问题,用鱼骨图分析问题,研究改进措施,并做好会议记录,整理肺功能室的质量与安全管理报告,提交给医院的质量与安全管理部门备案。然后执行改进措施,检查改进效果,查摆问题,再次改进,周而复始地实施质量管理,持续改进医疗质量。

（高　怡）

参 考 文 献

[1] Miller MR, Crapo R, Hankinson J, et al. General considerations for lung function testing[J]. Eur Respir J, 2005, 26(1): 153-161.

[2] Miller MR, Hankinson J, Brusasco V, et al. Standardisation of spirometry[J].

Eur Respir J，2005，26（2）：319-338.

[3] Wanger J，Clausen JL，Coates A，et al. Standardisation of the measurement of lung volumes[J]. Eur Respir J，2005，26（3）：511-522.

[4] Macintyre N，Crapo RO，Viegi G，et al. Standardisation of the single-breath determination of carbon monoxide uptake in the lung[J] .Eur Respir J，2005，26（4）：720-735.

[5] Pellegrino R，Viegi G，Brusasco V，et al. Interpretative strategies for lung function tests[J]. Eur Respir J，2005，26（5）：948-968.

[6] 中华医学会呼吸病学分会肺功能专业组. 肺功能检查指南（第一部分）——概述及一般要求 [J]. 中华结核和呼吸杂志，2014，37（6）：402-405.

[7] 中华医学会呼吸病学分会肺功能专业组. 肺功能检查指南（第二部分）——肺量计检查 [J]. 中华结核和呼吸杂志，2014，37（7）：481-486.

[8] 中华医学会呼吸病学分会肺功能专业组. 肺功能检查指南（第三部分）——组织胺和乙酰甲胆碱支气管激发试验 [J]. 中华结核和呼吸杂志，2014，37（8）：566-571.

[9] 中华医学会呼吸病学分会肺功能专业组. 肺功能检查指南（第四部分）——支气管舒张试验 [J]. 中华结核和呼吸杂志，2014，37（9）：655-658.

[10] 中华医学会呼吸病学分会肺功能专业组. 肺功能检查指南——肺弥散功能检查 [J]. 中华结核和呼吸杂志，2015，38（3）：164-169.

[11] 中华医学会呼吸病学分会肺功能专业组. 肺功能检查指南——肺容量检查 [J]. 中华结核和呼吸杂志，2015，38（4）：255-260.

[12] 中华医学会呼吸病学分会肺功能专业组. 肺功能检查指南——体积描记法肺容量和气道阻力检查 [J]. 中华结核和呼吸杂志，2015，38（5）：342-347.

[13] Graham BL，Steenbruggen I，Miller MR，et al. Standardization of Spirometry 2019 Update. An Official American Thoracic Society and European Respiratory Society Technical Statement[J]. Am J Respir Crit Care Med，2019，200（8）：e70-e88.

[14] Coates AL，Wanger J，Cockcroft DW，et al. ERS technical standard on bronchial

challenge testing: general considerations and performance of methacholine challenge tests[J]. Eur Respir J, 2017, 49 (5): 1601526.

[15] Crapo RO, Casaburi R, Coates AL, et al. Guidelines for methacholine and exercise challenge testing-1999[J]. Am J Respir Crit Care Med, 2000, 161 (1): 309-329.

[16] Graham BL, Brusasco V, Burgos F, et al. Executive Summary: 2017 ERS/ ATS standards for single-breath carbon monoxide uptake in the lung[J]. Eur Respir J, 2017, 49 (1): 16E0016.

[17] Quanjer PH, Tammeling GJ, Cotes JE, et al. Lung volume and forced ventilatory flows[J]. Eur Respir J, 1993, 6 (suppl16): 5-40.

[18] 高怡, 郑劲平, 安嘉颖, 等. 中国大型综合性医院肺量计检查报告质量的多中心调查 [J]. 中华结核和呼吸杂志, 2010, 33 (4): 247-250.

第九章　肺功能检查数据库管理

　　尽管肺功能检查已在我国大中型医院普遍开展，但在临床诊疗过程中，肺功能检查数据从采集、分析、归档保存、管理等各个环节仍严重依赖人工处理，且数据格式不标准或不规范，普遍缺乏合适的信息管理及数据挖掘系统。同时各个医疗机构的临床数据相对封闭，缺乏资源共享意识和机制，造成了宝贵的数据资源的浪费。因此，推动标准化的肺功能检查数据采集与共享平台的建设，实现肺功能检查数据规范化管理，协同我国众多医疗机构广泛收集肺功能检查数据和 / 或相关临床信息，以期达到标准统一、资源共享、有序高效开展临床诊疗及科学研究的目的。

　　在肺功能检查数据采集与共享平台的建设中，数据库管理应以"科学、规范、安全、高效"为原则，确保肺功能检查数据的完整性和准确性，让数据可以很好地支持统计分析，以及对其结果进行阐述和解释。

第一节　肺功能检查数据管理

一、数据的定义

　　数据是指电子计算机加工处理的对象。早期的计算机主要用于科学计算，故加工的对象主要是表示数值的数字。现代计算机的应用越来越广，能加工处理的对象包括数字、文字、字母、符号、文件、图像等。

数据元又称数据类型，是通过定义、标识以及允许值等一系列属性描述的数据单元。在特定的语义环境中被认为是不可再分的最小数据单元。

数据集是指一种由数据所组成的集合，由类别、中文名称、英文名称、定义、变量类型、值域、单位、数据等级、来源、版本号等构成。

二、肺功能检查数据

（一）医疗机构的相关信息数据

如医院名称、地址、联系电话（特别是肺功能室的联系电话）。

（二）受试者的个人资料信息数据

如姓名、年龄或出生日期（年龄可通过检查日期与出生日期之差自动计算获得）、站立身高、体重、性别、种族（民族）、联系电话、住院号和 / 或门诊号和 / 或档案号、症状、诊断、吸烟史、既往史、合并用药史等。

（三）肺功能检查相关数据

包括：①各项肺功能检查指标参数，如 FVC、FEV_1、FEV_1/FVC、PEF、D_LCO、TLC、RV 等实测与预计数值；②检测的环境参数，如检查日期和时间、温度、湿度、气压等；③检查仪器标识及其校准参数等。常用的肺功能检查指标参数见表 9-1。

表 9-1 常用肺功能检查指标参数

检查项目	具体参数
通气功能检查参数	FVC、FEV_1、FEV_3、FEV_6、FEV_1/FVC、PEF、$FEF_{25\%\sim75\%}$、$FEF_{25\%}$、$FEF_{50\%}$、$FEF_{75\%}$、FET、MVV 等
肺容积参数	VC、IC、FRC、RV、TLC、RV/TLC 等
弥散功能参数	D_LCO、D_LCO/V_A
支气管激发试验参数	FEV_1 下降率、$PD_{20}FEV_1$、$PC_{20}FEV_1$、结果（阳性或阴性）等
支气管舒张试验	FEV_1 以及 FVC 的改变值、改变率、结果（阳性或阴性）
气道阻力	Raw、sGaw、Z_5、R_5、R_{20}、R_5-R_{20}、Fres、Zrs、X_5 等

三、数据的标准化

数据的标准化是进行数据交换、处理的一个基础环节,是数据库系统乃至信息系统能够充分、有效地发挥作用的前提。数据的无规则性,必然会导致系统的低效能和资源的浪费。随着科学技术的不断发展,实现肺功能检查数据的规范化管理,有利于肺功能检查质量控制,有利于多研究中心的合作及交流,有利于建设肺功能检查数据采集与共享平台。

(一)数据规范化的必要性

1. 降低数据库建设及维护成本 通过数据规范化,相同的数据要素(如数据元、数据集)在数据仓库或数据接口只需定义一次,减少了数据库中数据分析、数据映射及相关应用开发的时间,缩短了系统的建设周期,提高了工作效率,降低了建设及维护的成本,为系统、有序地运转提供了强有力的保证。

2. 提升数据质量 通过数据规范化,同一个数据在不同的使用环境或场景中所表达的含义和技术指标应完全遵循已定义的数据标准,通过标准化的管理来规范系统及数据库中数据的应用,对数据进行监控和评估,促进和提高数据质量。

3. 加强信息共享 通过数据规范化,满足数据标准性、准确性、通用性、前瞻性的要求,不但可促进不同的使用环境或场景的数据有机共享,还可通过搭建各系统间交流互动的协同平台,有效提高数据库的管理及使用水平。

(二)规范化方式

数据的规范化处理及转化是数据管理中常见的措施,以便归档的肺功能检查数据能提供给数据分析软件或工具进行数据挖掘,满足不同层次(临床、科研及教学)的需求。

1. 专业术语规范化 对于肺功能申请单中出现的诊断、症状、检查项目等内容,在实际临床工作中,往往同一个含义的专用术语会有不同的写法或表述,如"肺功能检查"一词在不同的医师或不同的医院可表述为"肺功能试验""肺功能检测""肺功能测验""肺功能测试""肺功能检验"等。此外,不同肺功能厂商对同一肺功能检查指标的表述也不一致,如"最大呼气中期流量"有不同的表述方式:MMEF、$FEF_{25\sim75}$、$FEF_{25\%\sim75\%}$。又如呼气 100% 时间($FET_{100\%}$)在不同的肺功能仪器上表述为"完全呼气至 100% 肺活量时所需的时间"(图 9-1),或"受试者的总呼气时间"(图 9-2)等,后者可能较早即

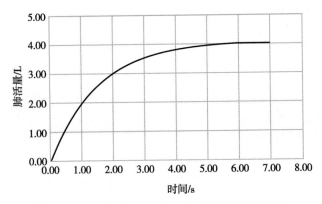

图 9-1 完全呼气至 100% 肺活量时所需的时间

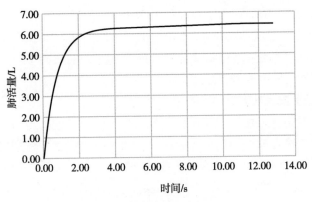

图 9-2 受试者的总呼气时间

已完成所有肺活量的呼气,但未终止呼气动作转为吸气,故可导致 $FEF_{100\%}$ 持续很长时间。为了肺功能检查数据管理的需要,需要对专业术语进行统一或规范化。

2．数据单位统一　在处理数值型数据时,数据库只认"数据",不认"单位",所以不同单位的肺功能检查数据首先要换算成基于标准单位的数据,然后才进行存储。例如呼气峰值流量的单位会被设定为"L/min 或 L/s",简易用力呼气峰值流量检测仪则用"L/min",而对于肺量计等肺功能仪器应统一成"L/s"。

3．时间型数据转换　肺功能检查中的时间比较复杂,如做支气管激发试验,在时间控制上有严格的要求,不同的时间段做不同步骤的检测;另外,在表示形式上,有绝对时间,也有相对时间,可能是数字,也可能是文字。而各种肺功能检查(包括本院检查及外院检查、相同项目检查或不同项目检查等)都可以用时间序列来描述。在根据受试者肺功能检查报告来评估其肺功能状况及质量时,如果缺少时间信息,就很难得出数据变化的趋势和准确的结论。实际上,数据库系统对于时间的处理也是基于数值,所以对于不同表示形式的时间型数据也要按规范或标准转换成数值型数据进行存储。

四、数据质量管理

肺功能检查数据从采集、录入、存储、应用、维护、共享的每个环节都可能存在各类数据质量问题,而质量问题的产生将降低数据结果的可信度,影响数据在实际中的应用。数据质量管理就是通过识别影响数据质量的因素,对数据进行评估,及时处理异常数据。制定规范管理制度等系列加强质量控制管理的活动,让数据的使用价值获得进一步的提升。

(一)影响数据质量的因素

数据质量问题的来源非常复杂,从一定程度上来说,某些数据质量问题是无法避免的。但通过分析数据质量的影响因素,可以降低数据库在质量上承担的风险。数据质量问题来源主要有以下几个方面：

1. 仪器因素　仪器校准是用于保障肺功能仪器检测结果准确的关键程序之一，每天开机后都要进行环境参数定标、流量容积定标和气体检测定标等，若仪器校准不符合要求，则肺功能检查的检测数据与实际数据间的差距大、吻合程度差，影响临床诊疗评估，缺乏科研价值。

2. 采集因素　肺功能检查操作的准确性和受试者的配合程度直接影响到肺功能检查数据的可信度，要求操作人员应经过培训并考核及格，熟练掌握各项检查项目正确的操作步骤和质量要求，了解检查项目的临床意义，同时受试者的依从性、配合程度好坏也直接影响肺功能检查数据的质量。

3. 录入因素　录入方式，如人工录入、文本光学字符识别（optical character recognition，OCR）技术数据转换录入、电子数据转换录入等，对数据质量的影响较大。各种数据录入方式的优缺点见表 9-2。在重要的数据录入方面，人工录入需要双份录入和逻辑对比审查，数据转换录入需要抽查核对和逻辑对比审查。

表 9-2　各种数据录入方式的优缺点

录入方式	优点	缺点	核查方式
人工录入	简单	费时费力，容易出错	双份录入和逻辑对比
文本 OCR 技术	可批量处理	准确性受字体及图像质量影响	人工核对
电子数据转换	可批量处理，准确性非常高	需要部署特定的应用，成本较高	抽查核对和逻辑对比

4. 技术因素　由于数据处理环节异常而造成，主要包括数据创建、数据传输、数据使用及数据维护等，例如缺省的肺功能检查数据

被当成数值"0"处理、数据的唯一性验证机制不完善造成多条数据重复存储。

5. 管理因素　由于工作人员素质及管理机制方面缺失而造成，如人员培训不当造成肺功能检查结果解读不规范、管理制度的缺失造成数据被篡改、移除等。

（二）数据的质量评估维度

数据质量的改进、实施流程的优化、试验计划的改善等都需要建立在数据评估的基础上，只有通过不断地评估，才能及时发现问题、解决问题。通用的数据评估是通过以下几个维度衡量的：

1. 完整性　哪些数据丢失了或者哪些数据是不可用的。

2. 规范性　哪些数据未按统一格式存储，并转化为标准的存储格式。

3. 一致性　哪些数据的值在信息含义上是冲突或者相互矛盾的。

4. 准确性　哪些数据和信息是不正确的，或者哪些数据是严重偏离的、不及格的。

5. 唯一性　哪些数据是重复的或者数据的哪些属性是重复的。

6. 关联性　哪些关联的数据缺失或者未建立索引。

（三）数据质量评估的方式

数据质量评估的方式有自动质量控制和人机交互质量控制两种方式。自动质量控制是在数据归档前进行，识别明显存在错误的数据，使其不能归档到数据库中，同时将有问题的情况详细记录；人机交互质量控制是在自动质量控制处理后对有问题的数据进行人工检查，以及对归档的数据进行二次质量评估。

1. 自动质量控制包括格式检查、阈值检查及专业逻辑检查等。格式检查，如规定日期输入格式、规定字符串输入格式和 / 或长度、规定数值输入格式等；阈值检查，如规定该数值型肺功能检查数据的范围；专业逻辑检查，如规定每一次检测其 FEV_1 的数值不大于 FVC 的数值，$PEF > FEF_{25\%} > FEF_{50\%} > FEF_{75\%}$，等等。

2. 人机交互质量控制的方式多种化，除了人工核对自动质量检测的结果，还有判断数据缺失、离群值是否合理，结合肺功能检查图像及数据自动评级给予肺功能质量控制审核，评估同一受试者相临两次（或几次）肺功能检查数据差异悬殊的原因。

（四）异常数据的处理

为解决肺功能检查数据库中数据本身的质量问题，更好地用于临床科研统计分析，对于缺失、离群与专业逻辑错误数据等需做出相应的处理分析。

1. 缺失值 缺失值是临床诊断及科学研究中一个潜在的偏倚来源，尤其是相对于重要指标而言。因此每份肺功能检查报告单中，如受试者最基本的性别、身高、体重、出生日期以及肺功能检查等重要指标不得缺失，如有缺失应在限定时间内查明原因并及时纠正。试验中未能测出的指标均应有相应的符号表示，不能空缺，以便与缺失值相区分。

2. 离群值 在肺功能检查过程中，有时会出现个别数值与其他数值相差较远，因此被称为离群值。对于离群值，我们不能随意舍弃某一可疑值以获得精密度较好的分析结果。首先应判断原因，如果是由人为操作失误引起的，应舍弃；但是有时候是由其他各种原因引起的或者原因不明确的，应对其进行统计检验，从医学和统计学两方面去判断，找到实际原因修正离群值，否则予以舍弃。

3. 专业逻辑错误数据 对于已确定没有临床应用价值的不合格数据（如出现不符合专业逻辑的数据，或检查结果与受试者自身状况严重不符的数据）应进行数据隔离。数据隔离需满足相应的条件，由肺功能检查数据库负责人审批后方可准予进行，并在数据管理系统登记保留源数据痕迹，被隔离的数据应符合相应的法律法规要求，将不再用于临床诊治分析。

（五）具体制度实施方法和步骤

1. 建立标准操作规程（SOP）并发放给数据库每个工作人员，必须条理清晰、详细并具有可操作性，对 SOP 执行中发现的问题应及时进行修正。

2．按照数据质量维度对数据质量进行定期评估。

3．明确影响数据质量的原因，并针对这些原因评估其处理的优先级别。

4．制定异常数据预防方案，健全数据库识别、监控、报警及应急机制。

5．改进及循环地评估数据质量管理的流程，最大限度上控制由管理缺陷造成的数据质量问题。

第二节　数据库系统管理

一、数据库的定义及日常维护管理

数据库是指以一定方式储存在一起、能与多个用户共享、具有尽可能小的冗余度、与应用程序彼此独立的数据集合，可视为电子化的文件柜——存储电子文件的处所，用户可以对文件中的数据进行新增、查询、更新、删除等操作。

数据库应用系统经过检测、试运行后即可投入正式运行。在数据系统运行过程中必须不断地对其进行维护、调整与修改，定期提交运行监控报告。包括数据库的物理安全、访问权限、数据备份、分析和改进等，以及时了解数据库的运行状态及定期更新调整。

（一）物理安全管理

保证物理安全是日常维护的基本。主要是保证数据库服务器所在环境及相关网络的物理安全。例如，保持服务器所在环境通风、干燥、清洁、无尘，空气设备能满足设备正常运行的温度与湿度要求，有接地和防雷措施；保证数据库所在网络的网线、交换机性能环境安全，只有数据库管理员能在物理上接触数据库服务器等。

（二）访问权限管理

1. 出于数据库安全的考虑，限制用户访问权限。设置"读取""写入""修改"等不同权限，数据入库成功后，要对数据库的数据进行锁定，以防止人为失误的操作或者未经授权的修改、删除。

2. 为防止数据库结构及资料被破坏，严格用户角色管理，防止权限授予过高，并将管理员分为不同的等级，限制使用权限。用户通过用户名和密码的形式方可进行数据的访问。

3. 对非医院局域网（即外网）的访问需要设定一定的访问限制，并需要设定专用的浏览软件，以防止访问过程中数据被越权访问或恶意下载。

4. 如其他医疗机构或者其他科研项目组或某研究者需要使用本数据库数据时，需按一定的流程申请，填写数据使用申请书并获得审批，否则追究相应的法律责任。

5. 重要保密数据，例如受试者的个人隐私数据，要对其进行加密处理后再存入数据库内。从数据输入、处理、存储、输出需严格审核及管理，不允许数据库系统及其他途径非法扩散。

（三）数据备份管理

为了防止数据库系统出现病毒感染、操作失误或系统故障导致肺功能检查数据丢失，严重影响科研及临床诊疗的需要，需将数据从目标服务器的硬盘或阵列复制到其他的存储介质进行备份，保证数据的相对安全。

数据备份包括定期备份和临时备份两种。定期备份是指按照规定的备份方式定期对数据进行备份；临时备份指在特殊情况（如软件升级、紧急关机、设备更换、感染病毒等）下，临时对数据进行备份。此外，为了防止服务器被窃、发生意外火灾等医院本地的数据意外破坏，可进行网络备份，即将数据在安全可靠的云端实时产生一份可用的副本，此副本的使用不需要做数据恢复，可以将副本立即投入使用。

（四）分析、改进及不断优化管理

数据库除正常的运行维护管理外，根据时代的发展需求进行不断的调整与优化是必需的，主要包括以下方面：

1.优化检索功能　目前建成的数据库大多采用大容量的存储设备，数据库中存储的数据也会越来越多，在传统数据库系统开发过程中，检索的效率往往很少会被考虑到，导致海量数据检索时需要很长的时间。因此，需要针对性优化数据结构，并引入索引机制等措施，以最大程度地提高数据库检索的效率。

2.及时更新数据　数据库在实际的运行过程中，存储的数据经常会发生变化，通常在数据处理中心建立一个备份机制，以防止数据丢失。这种机制在保护数据安全的同时也带来了一定的问题，如修改及调用数据因数据更新不同步而发生相互矛盾的现象。因此，在按照操作规程修改数据后，数据库需要尽快更新数据。为了防止违规的、错误的数据库操作，数据库系统需具备数据的恢复功能，即使对于已经删除的数据，还应默认保留一段较长时间。

二、数据库共享应用管理

肺功能检查数据在医疗行业应用极为广泛，如疾病模式的分型、远程受试者病情监控、基于疗程的比较效果的研究等，对促进医疗事业的发展具有重要意义。为提高肺功能检查数据资源利用率、促进科研及医疗各方面工作的顺利开展、减少受试者在不同医疗机构之间因重复检查而造成的经济负担，应实现各医疗机构间信息的交换共享。

（一）共享对象

肺功能检查信息化的核心是信息共享，包括中国肺功能联盟医院之间、医院与社区、医院各个科室之间等的数据共享，强调贡献为前提，以数据库为纽带，推动肺功能检查数据采集与共享平台的可持续发展。

（二）共享原则

1. 建立完善的、标准化的采集内容　结合我国的肺功能检查系列指南及临床实际，将肺功能检查常用数据分为三级。第一级数据，即核心数据，为建立肺功能检查大数据库必须包含的内容，如人口统计学资料、主要临床诊断、吸烟史、各项肺功能检查主要指标等；第二级数据，即补充数据，在重要性上仅次于核心数据，是对核心数据的补充和细化，建议包含在肺功能检查数据库中，如各项肺功能检查次要指标、合并症、部分既往病史、各类疾病的评估问卷、诱导痰细胞学检查等。第三级数据，即探索数据，内容更为广泛，在肺功能检查数据库中不作统一要求，可根据研究者的研究目的自行选择是否纳入，如营养饮食及运动、各项其他检验检查、卫生经济学数据等。

2. 保护受试者隐私　如果实现数据共享的话，受试者的肺功能检查数据及相关就诊临床信息等在共享的所有医疗机构都可以被看到。那么，首先应做好网络安全的保护措施，同时在技术层面上，利用标识隐私匿名、医疗数据的分级保护制度、基于访问控制的保护策略等技术手段，来保护医疗信息数据和受试者个人隐私。此外，医疗机构及医护人员自身也应该加强隐私保护意识，确保受试者的相关信息在现有的法律法规及其所在医疗机构的条例规定下进行共享，仅限于为受试者提供诊疗服务，若为了其他目的使用时，如科研、教学等，使用者应当告知受试者。

3. 保护知识产权　既要防止数据资源垄断，保护创新动力，又要激励数据基础资源共享，发挥最大效能，从肺功能检查数据库共享所获取的数据和资料，在论文发表、专利和成果奖励申请时应注明来源及贡献者。

4. 建立数据库共享使用规则　鼓励数据库共享使用，但使用前需提出申请（表9-3），经数据库管理委员会等管理机构根据申请者的使用目的、科学研究的意义、对数据库的贡献度等审批，按批复的数据库使用时间、使用样本量、数据使用范围等提供源数据。

表9-3　肺功能检查数据使用申请表

申请日期		申请编号	
项目名称			
申请人		负责人	
申请单位		地址	
电话		邮箱	
申请事由和数据用途			
使用数据要求(指标、时段、提供时间等)			
取得方式	□网络传输　□数据光盘　□其他(请注明)		
备注			
负责人签名			
审核意见			
附件	如:伦理委员会批件、科研计划书或基金项目申请书		

第三节　数据库管理员职责及数据出入库管理

一、数据库管理员职责

依据数据库性能及稳定性的要求,监控数据库的运行状况,处理异常问题,保障数据库高效、稳定、安全地运行。其具体职责见表9-4。

表 9-4　数据库管理员职责

序号	概述	内容描述
1	负责数据库的构架管理	拟定数据库的规则及管理制度 组织数据库系统部署方案的计划、设计和实施
2	负责数据库的稳定运行	做好服务器的维护、数据库软件的安装、定期对数据进行备份 数据库故障的排除及性能优化
3	负责数据库的质量管理	定期组织"进度与质量分析会"，整理汇总数据质量检查结果 对质量检查中发现的问题，及时与负责人取得联系并督促解决问题
4	负责数据库的安全管理	数据库信息的安全监控，设置不同账号的访问限权
5	其他	数据库数据出入库的协助审核等

二、数据出入库管理

（一）数据入库管理

1. 数据在入库储存前应由双人核对无误，且达到一定的质量要求方可入库。

2. 每一份入库的数据都应有唯一的编号，确定存储路径，确保资料的可溯源性。

（二）数据出库管理

数据出库前必须有严格的数据使用申请规则，在使用过程中，应符合伦理和相关法律，确保受试者医疗信息的保密性。

1. 填写数据使用申请表　申请人或申请的医疗机构须填写相应的数据使用申请表（见表 9-3）以及数据用途和相关资料的保密协议，由本人、有关负责人签字及管理部门盖章后方有效。再由数据管理员进行统一登记。

2. 医院伦理会审批　伦理会对数据使用目的进行讨论、审批。

3．数据出库　审批通过后，数据管理员在数据使用申请书上签字确认后，开放相应的访问权限，提供一定的数据供申请机构或部分研究者使用。

4．确认签收　获得数据后，申请人或申请机构进行签名签收，签收单归档保存。

（简文华）

参 考 文 献

[1] 胡凌燕. 数据库数据管理的措施和方法 [J]. 湖南科技学院学报, 2014, 35 (5)：109-110.

[2] 中华医学会呼吸病学分会肺功能专业组. 肺功能检查指南（第一部分）——概述及一般要求 [J]. 中华结核和呼吸杂志, 2014, 37 (6)：402-405.

[3] 中华医学会神经病学分会帕金森病及运动障碍学组, 中国医师协会帕金森病及运动障碍专业委员会. 中国帕金森病及运动障碍疾病临床大数据库建设专家共识 [J]. 中华神经医学杂志, 2016, 15 (7)：649-653.

[4] 赵山川. 增强的基于阵列复制技术在医院信息系统数据容灾建设中的应用 [J]. 中国卫生信息管理杂志, 2010, 7 (4)：69-72.

[5] 韩曜旭. 知识产权和大数据：创新驱动发展的一体两翼 [J]. 红旗文稿, 2015 (11)：30-31.

[6] 郑劲平, 简文华. 慢性阻塞性肺疾病标准化数据集 [M]. 北京：人民卫生出版社, 2019.

第十章 肺功能检查培训

　　肺功能检查专业技术培训与检查质量密切相关，规范的专业培训造就高质量的检查结果，缺乏培训则导致低质量的结果。一旦检查质量不佳，就会影响检查结果的可靠性，导致疾病的误诊或漏诊。目前我国的肺功能检查仍存在应用尚未全面普及、操作欠缺规范、质量控制不严格等众多问题，影响了肺功能检查对呼吸系统疾病诊治的指导作用。问题的根源在于许多医院对肺功能检查培训缺乏足够重视。临床医师尤其是呼吸专科医师缺乏对肺功能检查临床应用的培训，肺功能技术人员更是缺乏对肺功能检查操作的规范培训。

　　肺功能检查对于临床医师和呼吸内科专科医师的重要性是不言而喻的。许多常见呼吸系统疾病的诊断与疗效评估都离不开肺功能检查，如慢性阻塞性肺疾病、支气管哮喘、间质性肺疾病等。尽管肺功能检查是临床医学专业本科生实验诊断学教学的内容之一，但大部分的医学生只是在课堂上学习肺功能的理论知识1～2个学时，甚至在住院医师培训期间都没有机会真正接触肺功能检查的操作。因此，虽然许多医院都开展了名目繁多的肺功能检查，但并不是所有临床医师都对肺功能检查的方法、原理及临床意义有必要的了解。因此，提高临床医师对肺功能检查的重视程度，加强临床医师对肺功能检查临床应用的培训也是当务之急。目前，国内部分三级医院已把肺功能检查作为呼吸内科专科医师规范化培训的内容之一，让每一位培训医师都要在肺功能室轮转培训，学习肺功能检查技术，要求在培训期间必须完成足够数量的基本操作，并把肺功能检查作为操作技能考核的指标之一，旨在让呼吸专科医师掌握呼吸功能评估的方法和意义，以及肺功能在常见呼吸系统疾病临床诊治中的应用，为日后的职业发展奠定扎实的呼吸生理基础。如果这种呼吸内科亚专科的培训模式能进一步完善和推广，将有更多医院的呼吸内科医师有机会接受肺功能的培训，从而促进肺功能检查临床应用的普及化与规范化。

关于肺功能技术人员，回顾我国肺功能检查起步阶段，许多人都是通过自学或者师傅带徒弟的方式培养出来的。20世纪90年代后，许多医院开始购买肺功能仪器、建立肺功能室，但肺功能技术人员主要是在仪器厂家的工程师安装仪器设备时顺带地学习肺功能检查的操作，并进行简单的培训，肺功能检查的质量也得不到任何保障。21世纪初，国家卫生部（现为国家卫生健康委员会）把"肺功能检查"纳入第二批"面向农村和城市社区推广适宜技术十年百项计划"。广州、上海、北京等地定期举办关于肺功能检查技术的国家级医学继续教育培训学习班，各地医院陆续选送肺功能技术人员参加培训或到上级医院进修学习，促进了肺功能检查技术的推广，但这样的培训五花八门，尚缺乏统一的规范。

2014—2015年，中华医学会呼吸病学分会肺功能专业组制定了我国的肺功能检查系列指南，该指南参考了国外肺功能检查指南有关内容，结合中国的特点和国内专家的意见，建立了统一的肺功能检查技术操作标准和质量控制规范，对规范我国肺功能检查技术起着重要作用，也为肺功能人员的规范化培训提供了重要依据。

国家呼吸系统疾病临床医学研究中心（广州医科大学附属第一医院）联合国内相关单位以中华医学会的肺功能系列指南为范本，首次制定了统一的肺功能技术人员培训规范，包括培训中心的认证、培训师资的培养、培训课程的建设、培训教材的编写、考核模式的探讨等，并在全国范围内组织开展肺功能检查与临床应用规范化培训项目，极大地推动了我国肺功能检查技术的规范化进程。

第一节 培 训 目 标

通过肺功能检查技术与临床应用的严格培训,期望肺功能专业技术人员可以达到以下目标:

1. 掌握各项肺功能检查的适应证和禁忌证。

2. 掌握各项肺功能检查的标准操作规程。

3. 掌握各项肺功能检查的质量控制标准,能够完成高质量的肺功能检查,能够识别低质量的肺功能检查。

4. 掌握各项肺功能检查的结果评判标准,并能够结合呼吸生理学知识和受检者的病史资料来解释肺功能检查结果。

5. 能够把肺功能检查作为疾病诊断和管理的辅助工具,应用到临床实践与健康教育中。

6. 能够做好肺功能设备的日常维护、试剂和药品的管理、检查数据的储存备份与管理。

7. 能够做好职业安全防护,以及肺功能检查交叉感染的防控。

第二节 主要培训内容

近年来,随着电子计算机和生物医学工程技术的飞速发展,肺功能仪器日趋精密,其功能和检测程序也越来越复杂,一方面大大减少了手工操作,另一方面同时也增加了更多、更新、更复杂的培训内容。单纯的理论知识教育并不能造就合格的肺功能技术人员。肺功能培训均需以呼吸生理和病理生理知识为基础,不但要学习肺功能的理论知识,同时也要进行实际操作技能的培训,两者结合方可取得真正的效果。

一、理论知识的学习

主要包括基础知识、相关知识和重点知识三个方面,详见表10-1。

表 10-1 肺功能检查的理论知识培训内容

分类	具体内容
基础知识	1. 与肺功能相关的流体力学知识
	2. 呼吸系统的解剖特点
	3. 呼吸系统的生理学知识
	4. 常见呼吸系统疾病的病理生理学知识
相关知识	1. 肺功能研究概况与进展
	2. 肺功能仪器检测原理及技术指标
	3. 肺功能室的建立与管理
	4. 肺功能正常值的选取与影响因素
重点知识	1. 肺功能检查技术(检查前仪器、药物准备和受检者准备,检测程序与方法,肺功能指标的定义与计算方法,检测的质量控制标准,结果判断与解释)
	2. 肺功能检查的临床应用(各项肺功能检查技术的适应证、禁忌证和临床意义)
	3. 常见呼吸系统疾病的肺功能特征

1. 基础知识 主要包括呼吸解剖、呼吸生理、常见呼吸系统疾病的病理生理等知识。肺的结构与其功能密切相关。肺功能检查是运用呼吸生理知识和现代检查技术来了解和探索人体呼吸系统功能状态的检查,检查的项目和指标与人体的呼吸解剖息息相关。如肺通气功能与气道的通畅性及呼吸肌肉的力量有密切关系,肺容积的大小取决于肺泡容积的大小和胸廓的完整性,呼吸动力学受呼吸肌肉力量和气道阻力等的影响,而气体交换功能的好坏则与肺泡膜是否增厚或膜面积是否减少及肺循环血液是否正常有关等。因此,如果要掌握好肺功能检查,首先要熟悉呼吸系统的解剖,并将其与呼吸生理、常见呼吸系统疾病的病理生理知识相结合,融会贯通。

2. 相关知识　主要包括肺功能研究概况与进展、肺功能仪器检测原理及技术要求、肺功能室的建立与管理、肺功能正常值的选取与影响因素等。肺功能检查的发展，是肺功能指标、检查技术与方法的不断创新和完善的过程，是临床应用经验不断积累的结果。了解肺功能检查的发展史和最新进展，对今后肺功能发展的动向将有更好的把握，有助于使肺功能检查更好地为临床疾病的诊疗和研究服务。肺功能仪器是肺功能检查的工具，了解其构成、工作原理及仪器的技术要求是十分必要的，有利于正确使用仪器，充分利用其功能，及时发现和排除其技术故障。了解肺功能室的设置与管理规范是对肺功能室工作人员的基本要求。肺功能各项指标的正常参考值是评价肺功能的参考依据，了解其影响因素及选取准确的正常值是正确判断肺功能检查结果的前提。

3. 重点知识　主要包括肺功能检查技术、肺功能检查的临床应用、常见呼吸系统疾病的肺功能特征等。肺功能检查技术包含检查前仪器准备、药物准备、受检者准备、检测程序与方法、常用肺功能指标的定义与计算方法、检测的质量控制标准、结果判断与解释等。各种肺功能检查技术的适应证、禁忌证和临床意义，以及在支气管哮喘、慢性阻塞性肺疾病、间质性肺疾病等常见呼吸系统疾病的特征性肺功能表现和临床应用，也是肺功能检查理论知识中的重点知识。在培训期间，受训人员应多阅读肺功能相关的文献资料。如美国胸科协会/欧洲呼吸学会于2005年联合发布的肺功能指南，以及2017年更新的肺弥散功能检查指南、乙酰甲胆碱支气管激发试验指南及2019年发布的标准化肺功能报告规范和肺量计检查指南等，可通过美国胸科协会的官方网站免费下载（http://www.thoracic.org/statements/pulmonary-function.php）。又如中华医学会呼吸病学分会2014—2019年在《中华结核和呼吸杂志》及《中华医学杂志》发表的肺功能检查系列指南，可通过中国肺功能联盟的培训网站（http://www.pftqc.cn）免费下载。

二、操作技能的培训

（一）检查前准备工作的培训

包括环境定标、肺功能仪器的校准、激发试剂的配制与储存等，均应进行实际操作培训方可掌握。

1. 环境定标的培训　由于气体容积受环境因素的影响，为了使检测数据有可比性，所以需要进行环境定标。肺功能技术员应通过培训，理解环境定标的重要性，掌握准确检测温度、湿度、大气压和海拔高度等环境参数的方法，以及肺功能检查软件进行环境定标的操作程序。此外，还需掌握环境定标的时机，包括每天肺功能检查前至少进行一次；若环境状态波动较大，如室温变化超过 3℃，则需再次定标。

2. 肺功能仪器校准的培训　现代肺功能仪器的主要检测装置是肺量计和气体分析器。仪器使用一段时间后可能出现一定程度的耗损和性能的变化，导致检测数据的漂移，使检查结果的误差增大。为此，需要定期对仪器的系统误差进行校准，以保证检测数据的准确性。肺功能技术员应通过培训，掌握仪器的校准方法和校准结果的判断方法，包括流量/容积校准、流量线性检测、标准气浓度的校准，以及误差的允许范围等。

3. 支气管激发试验的激发试剂配制与储存的培训　乙酰甲胆碱和组胺是目前国内临床上最常用的吸入型支气管激发试验的激发剂，这两种试剂均需采用稀释剂进行配制。肺功能技术员应通过培训，掌握激发剂的分子量和激发剂量的计算方法、不同吸入方法的浓度梯度、具体的配制流程、配制液的标记方法，以及不同试剂的储存条件要求与储存时限等。

4. 受检者的身高和体重测量的培训　要求检测精确到身高 0.5cm，成人体重精确到 0.5kg，儿童体重精确到 0.1kg，并能及时发现测量误差。

（二）检查方法及技巧的培训

检查方法及技巧需要培训者进行示范，学习者进行仔细观察，然后培训者再对学习者进行手把手的操作实践教学。内容包括常用肺功能仪器硬件和软件的标准操作程序、各项肺功能检查技术的具体步骤与方法、对受检者的指导技巧、检查质量的判别、检查结果的分析与报告签发等。

1. 肺功能仪器硬件和软件标准操作程序的培训　目前国内有数十种不同进口品牌及国产品牌的肺功能仪器，不同品牌仪器硬件和软件的特性、操作程序各不相同，具体详见本书第六章。受训人员应根据本单位的仪器品牌，有针对性地演练仪器的操作规程，掌握其具体的操作要点。

2. 各项肺功能检查技术具体步骤与方法的培训　肺功能检查包括肺通气功能检查、支气管激发试验、支气管舒张试验、弥散功能检查、肺容积检查、气道阻力检查等多个项目，每个检查项目均有标准的检查流程，详见本书第五章。

3. 判别检查质量的培训　肺功能每个检查项目均有规范的质量控制标准，详见本书第八章。肺功能技术员经过培训，应熟练掌握各检查项目的质量控制标准，并能在检查过程中实时判别受检者的检查质量，如果遇到不达标的情况，则适时中止检查动作，并向受检者解释不达标的原因，有针对性地重新指导受检者练习正确的动作，待受检者休息片刻后再重复检测。

4. 检查结果分析与报告签发的培训　肺功能检查数据反映了呼吸生理功能和病理生理状态，各项检查指标均有判断标准，但还必须结合检查图形、受检者的病史、胸部影像学检查等对肺功能检查结果进行全面分析，然后给出结论和建议。为了方便培训学员，培训单位可在日常工作中积累一些典型病例和特殊病例的病历资料和肺功能资料，在培训时让受训人员进行肺功能检查结果分析的练习。

三、交叉感染防控措施的培训

肺功能检查存在交叉感染的危险性,肺功能专业技术人员也需要对交叉感染的预防与控制措施进行培训,如一次性呼吸过滤器的选用、仪器配件的拆卸及安装、消毒液的配制、仪器配件及物品的清洁与消毒、实验室内空气消毒等。

四、突发状况处理方法的培训

肺功能检查中可能会出现一些突发状况,肺功能专业技术人员应能及时应变处理,对具体的应变处理方法也应进行培训,如肺功能检查危急症的处理、常见仪器故障的检查和排除等,详见本书第七章。

五、数据备份与管理的培训

肺功能检查有大量的检测数据,具有丰富的临床与科研价值。计算机技术给肺功能检查的数据计算提供了便捷的方式,但大部分数据存储于计算机系统之中,由于操作错误、硬盘损毁、电脑病毒等各种原因所造成的计算机数据丢失事件时有发生,给肺功能检查数据管理造成不可估量的损失。为此,做好肺功能检查数据的存储与保护是肺功能室的重要工作内容之一。数据备份是数据保护最通用的方式,临床上主要采用内置存储、外置移动存储或网络存储等技术方法。随着信息技术的飞速发展,肺功能检查数据的采集、整合、传输、利用和管理等,也逐步迈入医疗大数据信息化管理的进程,具体方法详见本书第九章。学会肺功能检查数据备份与管理的方法,将是对新一代肺功能从业人员的新要求。受训人员在培训期间,应学习各种不同品牌肺功能仪器软件中关于数据导出 / 导入、查找、汇总等数据管理的具体操作方法。

表 10-2 汇总了肺功能检查的操作技能培训内容。

表 10-2 肺功能检查的操作技能培训内容

分类	具体内容
检查前准备工作	1. 环境参数的设置
	2. 肺功能仪器的校准
	3. 激发药物的配制
检查方法及技巧	1. 常用肺功能仪器的操作
	2. 对受检者的指导技巧
	3. 各项检查技术的标准操作规程
	4. 检测质量控制的判别
	5. 检查结果的分析与报告签发
交叉感染的防控	1. 仪器配件的拆卸及安装
	2. 消毒液的配制
	3. 仪器配件及物品的清洁与消毒
	4. 实验室内空气消毒
突发状况的处理	1. 肺功能检查急危重症的处理
	2. 常见仪器故障的检查和排除
数据备份与管理	1. 数据导出/导入
	2. 存储备份
	3. 数据查找、汇总、管理等

第三节 培 训 形 式

肺功能检查的培训可采用多种形式,如专业学术会议、专题学习班/培训班、专项技术进修培训、多媒体教学课件及网络课程等。

一、专业学术会议

如中国肺功能联盟举办的全国肺功能学术会议,一方面,可以通过会议了解国内外的最新检查标准或指南,以及肺功能检查的最新研究进展;另一方面,还可以整理自己的肺功能相关研究数据进行投稿,通过口头发言、壁报交流及书面交流等方式,与来自全国各地的肺功能技术人员进行学术交流。

二、专题学习班/培训班

如广州呼吸健康研究院、北京市呼吸病研究所、上海市肺科医院等单位主办的国家级医学继续教育的肺功能检查技术专题学习班,培训时间为 5~7 天。通过参加专题学习班,进行肺功能检查理论知识的系统学习,可提高肺功能检查的理论基础,促进肺功能检查在临床中的推广应用。

三、专项技术进修培训

主要是实际操作技术的培训。可选择到成立时间久、知名度高、教学经验丰富、技术先进且操作规范的肺功能检查培训中心进修培训。中国医师协会呼吸医师分会和中华医学会呼吸病学分会联合遴选了 80 家医院的呼吸与危重症医学科作为肺功能检查单项技术进修基地,可作为进修培训地点的选择。具体的基地评选标准可参见附录 2。培训时间一般不宜过短,1~3 个月。培训的内容和质量比时间更重要。具体时间可结合自身业务特点来考虑,如果只是使用小型台式肺功能仪器,检查对象主要是哮喘和慢性阻塞性肺疾病受检者的,应着重于肺通气功能检测、支气管激发试验和舒张试验等操作步骤、方法、质量控制与结果分析的培训,大约需要 1 个月的时间,否则未能完全达到严格的检查质量控制水平,未能掌握激发药物的吸入技巧等,将会引起吸入激发药物的剂量不准确、检查结果出现假阴性等情况,影响肺功能检查结果的可靠性,误导临床诊治。如果使用的是大型多功能组合肺功能仪器,除了肺通气功能检测、支气管激发试验和舒张试验以外,还能够进行弥散功能、肺容积、气道阻力等检测的,则培训时间需要 3 个月或以上,方可掌握全部检查项目的操作步骤、方法、质量控制与结果判读,并能遇到各种不同疾病、不同严重程度、不同类型功能障碍的受检者，从而积累更多的经验。如果原来已开展肺功能检查，进修培训是为了提高检查技术和质量的，可适当缩短时间为2~4周。

　　培训过程可分步进行。首先，学员要观察肺功能室的日常运作，熟悉从开始的仪器校准、受检者安排、受检者检测到最后签发报告的整个流程；观察培训老师进行仪器校准的步骤和方法，熟悉设备的管理；观察培训老师如何进行受检者检测，熟悉指导受检者获得成功检测的技巧，以及纠正不可接受检测的技巧。然后，学员可以开始尝试练习仪器校准的方法；尝试以培训老师或其他学员为受试对象，练习肺活量检测的操作步骤和方法。一旦学员已基本掌握肺活量检测的正确方法，就可以在培训老师的督导下，开始给受检者进行检测。老师应即时反馈学员的操作是否正确，讲解欠缺之处，必要时亲身指挥受检者进行检测，给学员演示操作技巧。一旦学员熟练掌握肺量计检测的方法，那就可以重复这个过程，进行支气管舒张试验、支气管激发试验、弥散功能检测、肺容积检测等技术的学习。当学员已经精通各项肺功能检查技术，培训老师则可让学员自己给受检者进行检测，只在检查室内观察学员的表现，如遇到问题，适时中止并给予指导。随着学员检测经验的积累，培训老师可离开检查室，放手让学员单独给受检者检测，但在学员遇到问题时，培训老师仍需帮忙解答。所有检查报告都先由学员完成，再由培训老师审核，如有问题，老师应给学员进行详细讲解分析，让学员切实掌握报告判读的技能。

　　另外，肺功能室人员各有职责，因此根据培训对象的不同，培训的时间和侧重点也有所差异。如果是肺功能室技术员或护士，除了着重肺功能检查操作技术以外，还应加强各种仪器设备的清洁保养和保管登记、肺功能检查结果的打印、整理与归档等方面的培训；如果是肺功能室医师，除了基本原理和方法以外，应着重肺功能检查的结果判读及其临床应用、突发医疗事件的处理等方面的培训。

四、多媒体教学课件及网络课程

通过丰富多彩的幻灯、图片、声频和形象生动的动画、视频等，以图文并茂、视听结合的多媒体形式来展示肺功能检查培训内容，使抽象复杂的肺功能检查方法具体化，易于理解，此形式主要用于自学和巩固提高。此外，还可通过网上专家答疑、病例分析讨论等网上互动教学形式，使培训效果更显著。如中国肺功能联盟的专题学习网站，以及人卫慕课的在线开放课程等。

第四节　培训考核制度及资格认证

关于肺功能技术人员资格认证的问题，国外已经有数十年的历史。1986 年，美国胸科协会（ATS）专门发布了一份关于肺功能技术员资格的意见书。当时推荐，技术人员至少要有高中文凭，并在肺功能实验室接受 6～12 个月的培训。2005 年，美国胸科协会和欧洲呼吸学会联合发布的肺功能检查指南中，又提出了关于肺功能技术人员资格的相关建议：肺功能技术人员至少要接受 2 年与健康相关的大学教育，熟练掌握肺功能检查的应用技术、检测方法、校准步骤、卫生措施、质量控制及其他方面的理论知识和实践技能，同时应具有肺生理和病理学的基础背景知识。在美国，肺功能专业技术人员经过培训后，可参加国家呼吸医疗委员会（the National Board for Respiratory Care，NBRC）的肺功能技术员认证考试和注册考试，通过者可获得肺功能技术员认证证书（certified pulmonary function technologist，CPFT）和肺功能技术员注册证书（registered pulmonary function technologist，RPFT）。在其他国家和地区，如英国呼吸技术与生理学会 / 英国胸科协会（ARTP/BTS）、澳新呼吸学会（ANZSRS）、欧洲呼吸学会（ERS）等，均已建立较为成熟的肺功能培训考核及资格认证程序。

在我国，其他卫生技术，如放射医学技术、超声波医学技术、心电学技术、神经电生理（脑电图）技术、病理学技术等，在大学均有相关的专业课程进行培训；在医疗机构相关医技部门工作时也可以参加全国统一的卫生专业技术资格考试，考试分为"基础知识""相关专业知识""专业知识""专业实践能力"4个科目，成绩合格者可取得由国家人力资源和社会保障部统一印制、国家卫生健康委员会用章的专业技术资格证书。肺功能检查技术尽管也是一门卫生技术，但是至今尚无全国统一的培训与考核管理制度。

为了促进我国肺功能检查技术的规范化，国家呼吸系统疾病临床医学研究中心开展了全国范围内肺功能检查规范化培训与考核的课题研究，探索肺功能专业技术人员的培训与考试模式。2015年，国家呼吸系统疾病临床医学研究中心组织中华医学会呼吸病学分会呼吸治疗学组和肺功能专业组、国家呼吸内科医疗质量控制中心及中国肺功能联盟的肺功能专家们，共同成立了肺功能规范化培训与考核专家委员会，讨论并制定了统一的肺功能检查规范化培训大纲和考核标准；并经过严格筛选与考评，对分布在我国31个省（自治区、直辖市）、在呼吸专科和肺功能检查方面具有先进水平的50多家三甲医院认证为"肺功能检查规范化培训与考核中心"，开展肺功能技术的培训与考核研究工作。为了保证质量，每一家培训与考核中心均选出固定人员担任"肺功能检查规范化培训与考核导师"，根据专家委员会制定的培训大纲和考核标准的内容，接受统一的导师培训与考核认证，通过考核者授予导师证书，取得证书的导师们可承担全国各地肺功能技术培训与考核工作。近几年，各地培训与考核中心陆续开展肺功能检查规范化培训与考核工作。培训标准主要依据中华医学会呼吸病学分会发布的肺功能检查系列指南，课程安排针对肺功能医师和肺功能技师的不同工作职责和技能特点而设置。考核科目分为专业知识和操作技能两部分，成绩达标者可获得由国家呼吸系统疾病临床医学研究中心和中华医学会呼吸病学分会联合颁发的"肺功能检查培训合格证书"。截至 2019 年底，已逾 9 300 多家医疗机构的近 2 万名肺功能医技人员接受了培训，近 1.5 万人已取得了证书。专家委员会每年总结全国肺功能检查规范化培训与考核效果，对培训与考核模式进行深入讨论，并反复修订肺功能规范化培训大纲和考核标准，调整培训内容和考核内容，逐步优化培训与考核流程，提高肺功能培训与考核的临床价值。这种培训与考核模式积累的经验，为我国今后肺功能专业技术人员资格考试或人员准入制度的制定提供了参考。

PCCM 肺功能检查单项技术进修专家工作组制定了培训与结业考核方案，详见附录。通过考核者，可获得由中国医师协会呼吸医师分会和中华医学会呼吸病学分会联合颁发的"肺功能技师培训合格证书""肺功能医师培训合格证书"，取得肺功能操作及报告审核的资质。

（高　怡　梁健玲）

参 考 文 献

[1] Hughes DT，Empey DW. Ten years' experience in running a pulmonary function laboratory[J]. Br Med J，1972，4（5838）：470-473.

[2] Gardner RM，Clausen JL，Epler G，et al. Pulmonary function laboratory personnel qualifications[J]. Am Rev Respir Dis，1986，134（3）：623-624.

[3] Blonshine S.Integrating education with diagnostics. Patient and technologist[J]. Respir Care Clin N Am，1997，3（2）：139-154.

[4] Miller MR，Crapo R，Hankinson J，et al. General considerations for lung function testing[J]. Eur Respir J，2005，26（1）：153-161.

[5] Haynes JM. Quality assurance of the pulmonary function technologist[J]. Respir Care，2012，57（1）：114-122；discussion 122-126.

[6] 高怡. 重视肺功能培训　规范肺功能检查技术 [J]. 中华结核和呼吸杂志，2015，38（6）：407-409.

[7] 高怡. 肺功能检查培训计划及内容 [J]. 中国实用内科杂志, 2012, 32（8）: 594-596.

[8] 郑劲平, 高怡, 安家颖, 等. 肺功能检查教学面临的问题及改革实践 [J]. 中华医学教育杂志, 2013, 33（6）: 927-929, 951.

[9] 高怡, 郑劲平. 开展肺功能规范化培训, 助力慢性呼吸系统疾病综合防控 [J]. 中国实用内科杂志, 2019, 39（5）: 481-484.

[10] 高怡, 郑劲平, 梁健玲, 等. 中国肺功能检查临床应用与质量控制规范化培训方案概述 [J]. 中国实用内科杂志, 2019, 39（8）: 746-750.

第十一章　儿童肺功能检查

第一节　儿童生长发育及呼吸生理特点

呼吸系统疾病是小儿时期的最常见疾病，发病率居儿科疾病的首位。包括各种呼吸道急慢性炎症、变态反应性疾病、先天畸形等。同样，呼吸道疾病的死亡率也占儿科疾病的首位，其中 2/3 发生在小于 3 岁的婴幼儿。

儿童的生长发育经历了胎儿期、新生儿期、婴儿期、幼儿期、学龄前期、学龄期、青春期 7 个阶段，随着体格的生长发育，呼吸系统也经历了生长发育和呼吸功能的成熟。

儿童呼吸道疾病高发主要是由其特有的呼吸系统解剖特点、生理特点与免疫特点所决定。

一、儿童呼吸系统解剖特点

（一）胸廓

呈桶状，胸腔较小而肺相对较大，呼吸肌发育差，呼吸时胸廓活动范围小，肺不能充分地扩张；纵隔相对较大，因而吸气时肺扩张受到限制。胸廓的发育快于肺的发育。

（二）胸腔

随胎儿出生后开始呼吸，胸腔和肺扩张。在肺泡内压、大气压和肺组织弹性回缩力等因素的作用下，胸腔内形成负压。胸腔负压可保持肺泡扩张，还可以作用于腔静脉和胸导管，促进静脉血和淋巴液回流。

（三）气管、支气管

小年龄儿童气管、支气管管腔较狭小，软骨柔软，黏膜柔嫩而富有血管及淋巴组织，纤毛运动较差，清除能力薄弱，易因感染而充血、水肿，分泌物增加，导致呼吸道阻塞。有过敏性气道疾病的患儿，往往由于感染同时诱发的气道痉挛而出现喘息及呼吸困难。

（四）细支气管

包括细支气管、终末细支气管、呼吸细支气管。毛细支气管是指直径在 75～300μm 的细支气管，婴幼儿毛细支气管无软骨，平滑肌在生后 5 个月以前薄而少，3 岁以后才逐渐发育，故易出现塌陷和阻塞。气道炎症时黏膜肿胀、分泌物增加，呼气时出现小气道阻力明显增高。

毛细支气管炎是一种婴幼儿较常见的下呼吸道感染，多见于 1～6 个月的小婴儿，以喘憋、三凹征和气促为主要临床特点。临床上较难发现未累及肺泡与肺泡间壁的纯粹毛细支气管炎，故国内认为是一种特殊类型的肺炎，有人称之为喘憋性肺炎。

（五）肺泡

肺泡是气体交换的场所，气道是气体传导部分。在新生儿及早产儿，肺泡数量比较少，而管腔容量相对比肺泡容量大，因此解剖无效腔较成人大，临床上常表现为呼吸频率加快，以补偿代谢需要。

肺泡结构在生长过程中表现为数量增加、直径变大、上皮细胞分化成熟等特点。肺泡内表面积 / 体重，在足月儿至成人期没有明显增加。

（六）肺间质

肺的弹力纤维发育差，支撑不力，因此维持小气道开放的力量较弱。肺间质发育旺盛，肺泡数量较少，造成肺含血量丰富而含气量相对较少。

（七）肺液和功能残气

足月儿出生时肺液约 20ml/kg，经过 24～48 小时后吸收形成功能残气，为 20～30ml/kg。

二、儿童呼吸系统生理特点

（一）呼吸频率和节律

小儿代谢旺盛、需氧量高，但因其解剖特点，潮气量受到一定限制，只能通过增加呼吸频率来满足机体代谢所需。年龄越小，呼吸频率越快。0～3 月龄：40～60 次 /min；3～6 月龄：30～45 次 /min；6～12 月龄：25～40 次 /min；1～3 岁：20～30 次 /min；3～6 岁：20～25 次 /min；6～12 岁：16～20 次 /min；> 12 岁：14～20 次 /min。婴儿由于呼吸中枢发育尚未完全成熟，易出现呼吸节律不齐，尤以早产儿、新生儿最为明显。

（二）呼吸肌肉及呼吸方式

婴幼儿呼吸肌发育不全，胸廓活动范围小，呼吸时肺向膈肌方向移动，故常表现为显著的腹式呼吸。随年龄增长，呼吸肌逐渐发育，开始行走后，膈肌和腹腔脏器下降，肋骨由水平位逐渐倾斜，遂出现胸腹式呼吸。

（三）呼吸容量

1. 肺活量　50～70ml/kg。安静情况下，年长儿仅用肺活量的 12.5% 来呼吸，而婴幼儿呼吸功能储备量较小，平静呼吸时就需用 30% 左右。小儿发生呼吸障碍时其代偿呼吸量最大不超过正常的 2.5 倍，而成人可达 10 倍，因此易发生呼吸衰竭。

2. 潮气量　6～10ml/kg，年龄越小，潮气量越小，足月儿可低至 5ml/kg。胸廓运动时可增加 20% 以上的潮气量。

（四）通气功能

每分通气量：按体表面积计算与成人近似，每分钟 3 500～4 000ml/m^2。

（五）气道阻力

小儿气道阻力明显大于成人，与气道半径的 4 次方成反比，约为成人的 10 倍。随年龄增大，气道管径逐渐增大，阻力递减。

（六）气体交换功能

弥散量：按单位肺容积计算则与成人近似。

小儿肺脏小，肺泡毛细血管总面积均比成人小，故气体弥散量也小，但以单位肺容积（比弥散量，D_LCO/V_A）计算则与成人相似，主要是小儿出生后随机体生长发育，肺容积增加的同时，D_LCO 也增高，故比弥散量则相对稳定。

流过肺泡毛细血管床的血液可以分为参与气体交换部分和不参与气体交换部分（肺内右向左分流）。通气血流比例是指有效肺泡通气量（V_A）与每分钟肺血流量（Q）的比值。

理想状态下，假设整个肺或各个肺泡通气单位的肺泡通气和血液灌流比值应相当（V/Q=1），在肺泡和组织部分的氧和二氧化碳交换速率应该相等。但由于二氧化碳的输出比氧的输入量略高，故 V/Q 在 0.8～0.84 为最佳比例。新生儿出生时 V/Q 为 1.0，24 小时后为 0.8，与成人相同。

V_A/Q 比值增大，意味着肺泡无效腔增大；V_A/Q 比值减少，意味着发生功能性动 - 静脉短路。

换气功能障碍包括通气血流比例失调、肺内分流增加、生理无效腔增大和弥散功能障碍 4 个方面，在婴幼儿最常见的是通气血流比例失调。

（七）血气分析

表 11-1 显示不同年龄段儿童的血气分析正常值范围。

在吸入空气时，正常人动脉血氧分压（PaO_2）约在 100mmHg（13.3kPa），婴儿不低于 80mmHg（10.6kPa），若 <60mmHg（8kPa）表示严重低氧血症。危重患者在吸氧条件下，可用 PaO_2 与吸入氧浓度比值（PaO_2/FiO_2）来反映肺气体交换能力，正常 PaO_2/FiO_2 为 400～500mmHg，如 <300mmHg 提示存在氧合障碍。

当动脉血氧分压（PaO_2）<50mmHg（6.67kPa），动脉二氧化碳分

压（$PaCO_2$）＞50mmHg（6.67kPa），动脉血氧饱和度（SaO_2）＜85％时为呼吸衰竭。

表 11-1 小儿血液气体分析正常值

项目	新生儿	＜2 岁	＞2 岁
pH	7.35～7.45	7.35～7.45	7.35～7.45
PaO_2/kPa	8～12	10.6～13.3	10.6～13.3
$PaCO_2$/kPa	4.00～4.67	4.00～4.67	4.67～6.00
HCO_3^-/(mmol·L^{-1})	20～22	20～22	22～24
BE/(mmol·L^{-1})	−6～+2	−6～+2	−6～+2
SaO_2	0.900～0.965	0.95～0.97	0.955～0.977

三、免疫功能

小年龄儿童的免疫特点：

1. 非特异性免疫、体液免疫和细胞免疫功能都不成熟。

2. 咳嗽反射差，纤毛运动功能差。

3. 肺泡吞噬细胞功能不足。

4. 婴幼儿辅助性 T 细胞功能暂时性低下。

5. 乳铁蛋白、溶菌酶、干扰素及补体等的数量和活性不足。

以上各因素均使小儿难以有效清除吸入的尘埃和异物颗粒，难以抵抗外来病原体，导致易患呼吸道感染。

第二节 儿童肺功能常用检查项目

儿童从新生儿开始至 18 岁，年龄段横跨新生儿期、婴儿期、幼儿期、学龄前期、学龄期、青春期 6 个阶段，所以其肺功能检查需要按照不同年龄段孩子的生理和心智的特点选择不同的方法。常用于不同年龄段儿童的肺功能检查方法见表 11-2。

表 11-2 儿童肺功能检查的常用项目及指标

年龄/岁	常用检查方法	主要参数
<2	潮式呼吸法	VT/kg, PTEF, TEF$_{25\%}$, TEF$_{50\%}$, TEF$_{75\%}$, TFVL, TPTEF/TE, VPEF/VE
	阻断法	RrsSO, CrsSO, RrsDO, CrsDO
	婴幼儿体描仪法	sReff, Reff, FRCp, Geff, sGeff
	部分胸腹腔挤压法	V'$_{max}$FRC, PEFV, FEFV
2~3	潮式呼吸法	VT/kg, PTEF, TEF$_{25\%}$, TEF$_{50\%}$, TEF$_{75\%}$, TFVL, TPTEF/TE, VPEF/VE
3~5	脉冲振荡法	Zrs, Z$_5$, R$_5$, R$_{10}$, R$_{15}$, R$_{20}$, X$_5$, Fres
	潮式呼吸法	VT/kg, PTEF, TEF$_{25\%}$, TEF$_{50\%}$, TEF$_{75\%}$, TFVL, TPTEF/TE, VPEF/VE
>5	常规通气法	VC, FVC, FEV$_1$, FEV$_1$/VC, MMEF, MVV, FEF$_{25\%}$, FEF$_{50\%}$, FEF$_{75\%}$, FVL, PEF
	脉冲振荡法	Zrs, Z$_5$, R$_5$, R$_{10}$, R$_{15}$, R$_{20}$, X$_5$, Fres
	体描仪法(年长儿)	RTGV, TLC, RV, Raw
>10	弥散法	D$_L$CO(T$_L$CO), D$_L$CO/V$_A$(KCO), V$_A$
	常规通气法	VC, FVC, FEV$_1$, FEV$_1$/VC, MMEF, MVV, FEF$_{25\%}$, FEF$_{50\%}$, FEF$_{75\%}$, FVL, PEF
	脉冲振荡法	Zrs, Z$_5$, R$_5$, R$_{10}$, R$_{15}$, R$_{20}$, X$_5$, Fres
	体描仪法(年长儿)	RTGV, TLC, RV, Raw

注：VT/kg，每公斤体重潮气量；PTEF，潮式呼吸呼气峰值流量；TEF$_{25\%}$、TEF$_{50\%}$、TEF$_{75\%}$，呼出 25%、50%、75% 潮气量时的呼气流量；TFVL，潮式呼吸流量-容积环；TPTEF/TE，达峰时间比；VPEF/VE，达峰容积比；RrsSO，单阻断时的气道阻力；CrsSO，单阻断时的呼吸系统顺应性；RrsDO，双阻断时的气道阻力；CrsDO，双阻断时的呼吸系统顺应性；Reff，有效气道阻力；sReff，特殊有效气道阻力；FRCp，功能残气量(体描仪方法测)；Geff，有效气道传导率；sGeff，特殊气道传导率；V'$_{max}$FRC，功能残气位时最大呼气流量；PEFV，部分用力呼气流量-容积曲线；FEFV，完全用力呼气流量-容积曲线；Zrs，呼吸阻抗；Z$_5$，外加频率为 5Hz 时的呼吸总阻抗；R$_5$、R$_{10}$、R$_{15}$、R$_{20}$，外加频率为 5Hz、10Hz、15Hz、20Hz 时的气道黏性阻力；X$_5$，5Hz 时的电抗值；Fres，共振频率；VC，肺活量；FVC，用力肺活量；FEV$_1$，第 1 秒用力呼气容积；FEV$_1$/VC，1 秒率；MMEF，最大呼气中期流量=(FEF$_{25\%\sim75\%}$)；MVV，最大自主通气量；FEF$_{25\%}$(FEF$_{50\%}$、FEF$_{75\%}$)，呼出 25%(50%、75%)肺活量时的呼气流量；FVL，流量-容积环；PEF，呼气峰值流量；RTGV，平静呼气末胸廓内气量(功能残气量)；TLC，肺总量；RV，残气容积；Raw，气道阻力；D$_L$CO，一氧化碳弥散量；T$_L$CO，一氧化碳转移因子；D$_L$CO/V$_A$(K$_{CO}$)，比弥散量；V$_A$，有效肺泡通气量

第三节　儿童肺功能室布局

一、儿童肺功能检查环境的要求

1. 要求单独、隔离、宽敞,避免多个患者在检查时相互干扰、听不清技术员的指挥而出现错误。

2. 空调的风口不能直面体描仪,尤其是敏感度非常高的婴幼儿体描仪,以免引起检查结果的偏差。

3. 室内相对恒温、恒湿,很多肺功能仪器要求稳定的温度、湿度,若温度和湿度改变、检查结果将出现不一致,需要不断校标,极大地干扰日常工作。同时婴幼儿检查要求衣服尽量轻、薄,尤其是胸腹腔挤压、婴幼儿体描仪等项目。舒适温暖的环境,也可使小儿不会因为衣物过多而影响呼吸运动。

4. 检查室必须保持良好的通风条件和消毒设备。每年冬、春两季,儿童呼吸道传染病发病率高,良好的通风及消毒可有效减少交叉感染。

5. 婴幼儿肺功能检查均需要安静睡眠时检查,以免患儿不安 / 被吵醒。

6. 孩子在检查前 30 分钟建议安静休息,避免剧烈运动,所以需要一定的候诊区域,在候诊区域,可以根据孩子的特点,适当布置一些卡通图案、游戏。患儿可以观看操作演示录像,先行学习,从而缩短检查时间,提高检查质量。

二、儿童肺功能室布局及设置

由于场地的限制以及儿童肺功能检查的迅速发展,目前全国儿童肺功能室空间普遍不足。然而,肺功能室的基本布局至少应包括以下 6 个区域。

（一）检查前准备区域

主要用于患儿安静休息（检查前 30 分钟需保持安静），测身高、体重，缓解患儿做检查前的紧张（可放一些动画片以及事先通过录像教患儿如何配合做检查），婴幼儿哄睡等。

（二）临床诊查区域

主要用于做一些相关问诊，了解适应证、禁忌证，如儿童呼吸道传染病可能通过肺功能检查器材快速传播，若能及时发现，应避免其做肺功能检查。

（三）肺功能检查区域

为肺功能室的主要功能区域。由于儿童年龄的差异，配合程度不同，其中婴幼儿需在安静睡眠状态下检测。故一般检测区域应分成两部分：一为可配合的大年龄孩子，进行清醒状态下的肺功能检查（检查方式大致与成人相同），另一区域做婴幼儿安静睡眠状态下的肺功能检查。

（四）抢救 / 观察区域

若在检查过程中，患儿有突发不适或呼吸困难，需要观察和抢救。肺功能室必须备有氧气、加压面罩等抢救设备，如婴幼儿检查时面罩可能压迫三叉神经导致呼吸骤停。肺功能室要靠近急诊或在病房。

进行支气管激发试验时必须要有经验的医师在场，以防检查过程中出现紧急情况，支气管激发试验可诱发严重哮喘发作。

（五）清洁消毒区域

也是肺功能室的主要区域，主要回收重复使用的接口、机器的呼吸管道和其他可拆卸的部位。需要定期消毒或灭菌。

（六）物品存放区域

对于药物以及器材应分门别类进行存放，标识明确。

第四节 儿童肺功能检查的注意事项

儿科患者年龄跨度从新生儿到 18 岁，不论是身体还是心智都处在迅速发育的阶段，在短时间内都会有新的变化，所以肺功能检查要求对每一个年龄段都能顾及。相应的，患儿年龄越小，对检测仪器的灵敏度、特异度、参数的生理特性等要求也越高。

一、开机校正

每天正式检查之前，都必须进行环境及容积、流量的校正。

（一）环境校正

达到生理条件（BTPS）状态：即正常体温（37℃）、环境大气压、饱和水蒸气。

（二）容积校正

1. 大年龄儿童用 1～3L 的定标筒。

2. 婴幼儿用 100ml 的定标筒。

3. 容积误差应在 ±2.0%～±3.0%。

（三）流量的校正

用定标筒做不同流量的线性验证（0.5～1.5L/s，1.5～5.0L/s，5.0～12.0L/s）。儿童由于呼吸时气体流速低，建议用低流量（0.5～1.5L/s）。

二、检查前准备

1. 孩子安静半小时后方可开始进行肺功能检查，肺功能室门外应有录像宣教，孩子可以在等候过程中通过看录像，了解肺功能检查时该如何配合。

2. 婴幼儿需用药、安抚、安静入眠，待呼吸平稳后，可开始检查。

3. 若同时有一氧化氮检查时，先进行一氧化氮检查。

4. 减少包被，尤其是婴幼儿，以减少对胸廓的限制。

5. 由于儿童生长发育快，所以年龄记录中，需记录年月日。

6. 身高、体重需精确到 0.5cm、0.1kg。

7. 若婴幼儿鼻塞明显，会影响检查结果，可加用呋麻滴鼻。

三、检查时

1. 技术员需耐心解释、指导患儿如何进行肺功能检查。

2. 所有检查必须按指南、共识规范进行操作。

3. 检查过程中注意观察患儿的情况，防止突发事件发生，及时抢救。如过度通气后晕倒，出现并发症（如气胸）等。

4. 随访的患儿，建议在同一时间段的前后 2 小时进行检查。

5. 婴幼儿肺功能检查随访时，需和前一次检查同一体位。

四、检查后

1. 婴幼儿必须能叫醒，氧饱和度正常，才能够离院。

2. 因儿童本身的特点以及儿科医师人数极度紧缺，所以在儿科，肺功能室医师均由临床医师担任。

3. 所有报告需按照儿童肺功能系列指南、共识、规范出具。

4. 若医师不在而不能及时签字，由技术员出具初步报告，改天待医师签字后再取正式报告。

第五节　儿童肺功能检查意外处理及紧急预案

目前儿童肺功能检查已广泛应用于临床及科研，在绝大多数情况下，肺功能检查都是安全的。但部分肺功能检查需要患儿尽最大努力进行用力呼吸、吸入支气管刺激物等，部分肺功能检查需要患儿镇静后进行检查，婴幼儿检查面罩也会压迫三叉神经，故均有潜在的安全问题。

肺功能检查前应了解受试患儿的病情及其是否适合做肺功能检查,若存在禁忌证,应充分告知申请医师或经讨论后解决。操作人员应充分熟悉肺功能检查指南、所用仪器、各项肺功能检查程序、质量控制、肺功能检查并发症的表现及应急处理措施,吸入支气管激发剂和支气管舒张剂的用法和疗效评估,掌握终止试验时机等。肺功能室应当配备相关的急救药物和急救设施,包括供氧设备、注射用肾上腺素和阿托品、吸入速效支气管舒张剂、雾化器、吸痰机、面罩加压球囊、听诊器、血压计及脉氧仪等。肺功能室医师应熟练掌握支气管痉挛、休克等急性危重症的处理原则,熟悉急救设备和急救药物。

一、肺通气功能检查

进行肺通气功能检查前应详细询问患儿的病史,判断患儿进行肺功能检查的适应证和禁忌证。

儿童肺通气功能检查的适应证包括:①生长发育的评估;②呼吸功能的评估;③病情评估、治疗反应和预后的判断,尤其是对哮喘;④运动能力的评估;⑤外科手术前后的评估;⑥呼吸肌功能监测等。

同时,以下患者应作为暂时肺通气功能检查的禁忌:①气胸、肺大疱者;②有明显心律失常等病史者;③儿童中耳炎鼓膜穿孔者;④近1个月内有过咯血者;⑤正在接受抗结核药物治疗或有活动性肺结核者;⑥有呼吸道传染病者;⑦近1~3个月接受过胸部、腹部或眼科手术者;⑧癫痫发作需要药物治疗者;⑨腹股沟疝、脐疝等疝环较松易嵌顿的患者;⑩受试者不能配合肺功能检查(如认知问题)。

在进行肺通气功能测定时常见的并发症有:

1. 咳嗽、喘息、胸闷、呼吸困难等呼吸道症状　患儿反复做用力呼吸的动作,通气量增大,会使患儿气道表面水分蒸发,温度和渗透压发生变化,从而引起气道的收缩,患儿出现咳嗽、喘息、胸闷,甚至呼吸困难的症状,引起哮喘患儿的哮喘急性发作;出现这种情况的患儿给予吸入速效支气管舒张剂沙丁胺醇,绝大部分患儿5～10分钟后即可缓解,对于该部分患儿应在检查前充分了解是否有运动后严重喘息的病史,并备有β_2受体兴奋剂或M受体拮抗剂等速效支气管舒张剂,当出现上述不适症状时及时处理,尽快缓解患儿的气道痉挛,以保证患儿的安全,若吸入药物仍不能缓解者可口服甚至静脉应用糖皮质激素等。

2．呼吸性碱中毒(过度通气)　患儿在进行常规肺通气功能检查时,会因为反复呼吸导致过度通气,二氧化碳呼出过多导致呼吸性碱中毒。其症状主要表现为头晕、四肢末端和面部有针刺感或麻木,严重的患儿可出现晕厥。出现此类情况时,可让患儿尽量放松平躺,避免过度紧张。一般情况下,放松5～10分钟之后可自行缓解。若症状严重患儿仍不能完全恢复,可应用面罩等容器罩在患儿的口面部,从而使呼出的二氧化碳能部分回吸。

3．其他少见的一些并发症　肺大疱破裂导致气胸,支气管扩张症导致咯血,癫痫患儿导致癫痫发作等,若出现这种情况应及时停止检查并及时对症处理。

二、潮式呼吸肺功能检查

潮式呼吸肺功能检查不要求受试者用力呼吸,操作是在睡眠状态下的平静呼吸时进行,获得的是受试者潮式呼吸状态下的流量-容积曲线、潮气量、呼吸频率、吸呼比、达峰时间比、达峰容积比等,其主要用于协助呼吸系统疾病的诊断与鉴别诊断,如病情严重程度评估、治疗效果评价、监测病情及预后等。

其适应证有:①支气管哮喘、喘息性支气管炎、毛细支气管炎等呼吸道阻塞性疾病的诊断和鉴别诊断以及病情评估;②上呼吸道阻塞性疾病,如先天性呼吸道畸形、支气管异物、声带疾病、喉软骨发育不良等大气道病变的筛查和辅助诊断;③肺功能发育的评估;

④婴幼儿胸腹疾病外科手术前后的肺功能评价。其禁忌证相对较少，主要由于潮式呼吸肺功能检查是在患儿平静潮式呼吸状态下进行，通常需要患儿服用镇静药物，临床上常使用水合氯醛，虽然其安全性很高，但仍需警惕镇静相关的并发症。除此之外，对患儿无太多要求。因此，除明显气急、呼吸困难、缺氧、心律失常等重症患儿及传染病患儿不建议进行外，无特别禁忌。

水合氯醛等相关镇静药物使用的注意事项：医师应详细告知患者使用水合氯醛可能出现的不良反应，患者应签署知情同意书后才可以使用水合氯醛。各肺功能室应当有明确的方案，若患儿出现使用水合氯醛后副作用，须立刻启动应急抢救措施。要备有抢救推车，车上要有符合小儿年龄的适当装置（如喉镜叶片及静脉套管等）来救治呼吸停止或意识丧失的儿童，抢救推车里的东西要足够维持患儿转移至急诊或病房。所有的装置和药物都要检查并列单。监测设备如心电图、除颤仪等必须按照当地或者国家规定的要求进行安全和功能的定期检查。

检查前予水合氯醛 30～50mg/kg，最大剂量不超过 100mg/kg，总量不超过 1g。合作的患儿鼓励其自己口服；不合作的患儿，可用奶瓶或注射器抽取药液，取下针头后从患儿嘴角注入，或选用灌肠的方式给药。用药后轻拍诱睡，安静入眠后开始检查。在使用镇静药物之前，应记录关键生命体征。在镇静操作过程中，医师应该记录药物的名称，给药的途径、部位、时间和所使用药物的剂量。持续性监测氧饱和度和心率，间断性记录呼吸频率和血压，并且所有这些指标都应有一个以时间为序的记录。水合氯醛的主要不良反应是过度兴奋、呕吐（涩口难吃，口服的孩子更易发生）或轻度呼吸抑制。检查时患儿头部稍向后仰，保持颈部的伸展，以保证呼吸道的通畅。

另外，婴幼儿肺功能检查均需要用面罩罩住口鼻，不能漏气，但部分患儿会表现出三叉神经受压表现，出现呼吸骤停，也须立刻启动应急抢救措施。

　　检查完毕后，接受中度镇静的患儿必须在备有适宜设备的复苏室（例如必须具有良好的吸引装置及供给大于 90% 氧气和有正压通气的能力）中观察。每隔一定时间应记录患儿的关键生命体征。如患儿没有完全清醒，应持续检查氧饱和度和心率，直到符合相关撤离标准。

三、支气管激发试验

　　支气管激发试验是通过吸入抗原或非特异性刺激物来诱发气道平滑肌收缩及气道炎性反应的一种方法，通过测定刺激前后肺功能指标的改变，判定气道收缩程度，对气道高反应性（AHR）作出定性和定量的判断。因为支气管激发试验具有一定的风险性，医务人员更应该掌握支气管激发试验的安全问题和处理方法。在进行试验前，应充分了解患儿的病情，掌握患儿进行试验的适应证和禁忌证。

　　儿童支气管激发试验一般适用于 ≥5 岁且配合良好的儿童，其适应证包括：①协助支气管哮喘的诊断；②协助哮喘治疗效果的评估；③对变应性鼻炎患儿下气道炎症状态的评估；④辅助了解哮喘及其他呼吸道疾病的发病机制；⑤了解哮喘的流行病学情况。

　　支气管激发试验禁忌证包括绝对禁忌证和相对禁忌证，绝对禁忌证有：①气流受限 $FEV_1 < 60\%$ 的预计值；②曾有过致死性哮喘发作，或近 3 个月内曾有因哮喘发作需机械通气治疗者；③对吸入的激发剂有明确的超敏反应；④主动脉瘤；⑤不能解释的荨麻疹；⑥有其他不适宜用力通气功能检查的禁忌证；⑦哮喘发作或急性加重期。

　　相对禁忌证包括：①基础肺功能呈中度以上损害（FEV_1 占预计值百分比 <70%），但如严格观察并做好充足的准备，则 FEV_1 占预计值百分比 >60% 者仍可考虑行支气管激发试验；②基础肺功能检查配合不佳，不符合质量控制要求；③近期呼吸道感染（<4 周）；④正在使用胆碱酯酶抑制剂（治疗重症肌无力）的患者不宜行乙酰甲胆

碱激发试验,正在使用抗组胺药物的患者不宜行组胺激发试验。

支气管激发试验检查中的并发症包括有:

1. 支气管哮喘急性发作　主要是由于支气管激发药物或其他激发因素诱发气道痉挛所致,主要症状表现为患儿出现剧烈咳嗽、喘息、胸闷、胸痛、胸部紧缩感甚至呼吸困难等,一般多伴有通气功能的下降,双肺听诊可闻及哮鸣音。此时应密切观察,积极对症处理,雾化吸入速效 $β_2$ 受体激动剂等其他支气管舒张剂、吸氧等,必要时可口服甚至静脉应用糖皮质激素等。

2. 喉头水肿　患儿可表现为胸闷、气急、吸气性呼吸困难、三凹征、声音嘶哑等,严重者甚至可以出现急性喉梗阻。轻症者采取鼻导管吸氧,纠正缺氧。一旦发生重症喉头水肿的症状,应立即停止检查,及时抢救。应立即通知医师及麻醉师。如患者出现喘鸣音加重、发声困难或失声、呼吸困难、发绀加重、面部及颈部肿胀和低氧血症等气道梗阻表现,$SpO_2 \leqslant 85\%$ 甚至出现呼之不应者,应立即抢救并行气管插管或气管切开术,解除气道阻塞,纠正缺氧症状。如果出现心脏呼吸骤停,进入心肺复苏流程。

如果患儿发生严重的呼吸道梗阻,呼吸困难,发绀,但血压、呼吸均存在,则紧急联系耳鼻咽喉科医师行紧急环甲膜穿刺、气管插管或气管切开。接呼吸机或者简易呼吸气囊。建立静脉通道,静脉应用糖皮质激素减轻喉头水肿。观察患者生命体征情况,如果短期内喉头水肿未能缓解,转入重症监护室后续治疗。

3. 其他非气道痉挛引起的症状　激发药物刺激咽喉部可以引起咳嗽、声音嘶哑、咽痛、口干等症状;兴奋心脏可产生头痛、面色潮红、心悸等;促进胃肠平滑肌蠕动引起恶心、呕吐、腹痛、胃肠道痉挛等症状;有时也会发生头晕、鼻充血、分泌物增多等,通常非气道痉挛引起的症状不伴有通气功能的下降,多数经休息后可自行缓解,少数患儿症状可持续较久。

上述的这些重症并发症若严密监测患儿在受试过程中的症状,

部分是可以避免的,故一旦开始支气管激发试验,应持续密切观察,在激发试验中应实时进行肺部听诊,警惕相关并发症的发生。吸入激发药物应从低剂量开始,逐步增加剂量。总之,只要认真准备、密切观察、积极处理,对于大多数受试患儿来说,支气管激发试验是安全的。当机体反应达到一定的强度[如肺功能指标 FEV_1 较基础值下降 20% 或以上、呼吸系统阻力(respiratory system resistance,Rrs)升高到基础水平的 2 倍或以上,出现喘息、剧烈咳嗽等]应及时终止支气管激发试验转为吸入支气管舒张剂,直至 FEV_1 恢复至基础值的 90% 以上,或呼气阻力恢复至接近基础阻力水平后方能让患儿离开医院。

第六节　儿童肺功能检查的质量控制及规范化培训

一、儿童肺功能检查的质量控制

(一)肺功能检查的选择

由于儿童的身体发育和心智成熟差异巨大,所以肺功能检查的方式往往根据孩子的年龄以及配合程度进行选择,一般分为婴幼儿、3～6 岁学龄前期与 6 岁以上学龄期 3 个阶段。

6 岁以上,大多数患儿经过认真仔细的培训,可以较好地完成成人能完成的项目;3～6 岁,可选择平静呼吸的脉冲振荡,对于部分配合良好的患儿,可以完成通气功能检查;对于 3 岁以下的患儿,选择婴幼儿肺功能检查。

3 岁以上患儿的肺功能检查质量控制与成人相似,本节着重于"婴幼儿肺功能检查"的质量控制。

(二)婴幼儿肺功能检查的质量控制

1. 仪器的选择　婴幼儿为≤3 岁的儿童,其年龄小,气体流速低,肺容积少,所以对于仪器的精确度、灵敏度、无效腔容量要求极高。目前市场专为婴幼儿设计的 Jaeger 肺功能仪器,采用新生儿、小婴儿专用流速传感器。婴幼儿专用流速传感器,流速 0～1 500ml/s,流速分辨率 1.0ml/s,系统无效腔 1.7ml,基本可以满足此年龄段患儿的检查需求。

德国康讯婴幼儿肺功能仪器对于新生儿和小婴儿的流量传感器标准,流速是 0～2 000ml/s,分辨率是 1ml/s。新生儿使用 5mm 的无效腔减少装置,无效腔量是 1.94ml。小婴儿使用 8mm 的无效腔减少装置,无效腔量是 5.64ml。

婴幼儿检查仪器有精度高、敏感度高的特点,日常应注意维护及标化。

2. 睡眠状态　婴幼儿无法配合,故检查过程中需安静睡眠。在国内除新生儿建议自然睡眠以外,其他患儿均建议用药睡眠后进行肺功能检查(不影响呼吸中枢、呼吸肌肉力量),以免睡眠不安引起检查数据不规范,或者中途醒来无法检查。推荐 10% 水合氯醛,每次 0.3～0.5ml/kg。

3. 每次开机测试前必须对仪器进行校正,达到 BTPS 状态。

4. 记录患儿身高、体重、性别、出生年月日及疾病诊断。

5. 患儿需进入安静睡眠状态,待呼吸平稳后方可开始检查、记录数据。

6. 清除鼻咽部分泌物,鼻塞的患儿应于鼻腔中滴入麻黄碱以减轻黏膜的充血水肿,减少数据误差。

7. 测试时面罩要紧罩口鼻,不可漏气。

8. 尽量保证随访患者的检查在每天的同一时段前后 2 小时之内进行。

(三)肺功能检查方法

在婴幼儿中,目前主要的检测方法是潮式呼吸肺功能,其次是阻断肺功能。婴幼儿体描、胸腹腔挤压目前仍主要用于科研,在此不赘述。

1. 潮式呼吸肺功能检查质量控制

（1）满足婴幼儿肺功能检查的所有质量控制要求（前述）

（2）检查方法：受试者平卧于检查床上，头部稍后仰，面罩一侧与肺功能仪器相连，另一侧置于受试者面部，盖住受试者口鼻，并保证面罩边缘的硅胶与受试者面部充分接触且不发生漏气，必要时使用特制橡皮泥。

待呼吸平稳后开始记录受试者潮式呼吸环，每次采集至少20个呼吸波，一共采集5次，最终取平均值。要求每次之间的变异率不超过10%。

检查完毕，熟睡的患儿需能被叫醒然后方可离开。

潮式呼吸检查可以取仰卧位或侧卧位等，一般推荐仰卧位。但需强调的是，每个患儿治疗随访时，前后必须是同一体位。

2. 阻断肺功能检查质量控制

（1）满足婴幼儿肺功能检查的所有质量控制要求（前述）。

（2）患儿安静，检查过程中为平稳的潮式呼吸。

（3）阻断时间控制在100毫秒以内。

（4）连续进行5次以上阻断，选取3次差异 <20% 的测试结果。

（5）阻断时间应标准，未达到压力平台的数据应丢弃。

（6）2次阻断之间应至少间隔10次平静潮式呼吸，同时宜保持呼气末水平（end expiratory level，EEL）稳定。

二、儿童肺功能检查的规范化培训

（一）儿童肺功能培训体系建设

1. 提供常态化的肺功能学习及示范　由全国各省市的肺功能协作组委员单位提供 1～2 次 / 年的专科培训，以讲课、操作、录像等形式提供。培训内容主要包括肺功能检查项目的技术培训、质量控制、操作要求和结果判读。

2. 制定培训标准　由儿童肺功能协作组组长牵头，以协作组为单位,联合全国各省市的专家,共同组成专家团,制定儿童常用的肺功能检查方式,制定中国儿童切实可行的培训体系、肺功能检查技术规范与质量控制的具体标准。

3. 编制培训资料　在专家制定的标准基础上,丰富内涵,将具体病例、具体内容进一步充实,将培训内容形成文字,供医师学习、查阅,并将所学东西用至临床实践中。

课程主要以儿童肺通气功能检查、儿童潮式呼吸肺功能检查作为重点,辅以儿童支气管舒张试验、支气管激发试验、脉冲振荡肺功能、病例介绍。重点内容必须考核,辅助内容要求了解。

4. 建立考核体系　在学习、培训的基础上,需要客观地评价效果,找出需不断改进的薄弱之处,持续推进培训的实效。在上述资料、培训、标准的基础上,设立考核标准,提高培训质量。

尝试以"医联体"的形式把肺功能的检查技术、操作规范、质量控制、报告解读贯穿于大型三甲医院至基层医院,共同进步,在技术层面,为提高呼吸系统疾病儿童的诊断和治疗水平打下基础。

5. 目前儿童肺功能检查的培训和网络考核系统借助于国家呼吸系统疾病临床医学研究中心(广州医科大学附属第一医院)和中国肺功能联盟的考核平台,极大方便了儿童的肺功能培训的推广并节约了大量的成本,使儿童获益匪浅。

（二）技术路线图

儿童肺功能培训体系建设技术路线设计如图 11-1。

三、肺功能质量控制的人员要求

（一）肺功能室医师

儿童肺功能近年来发展迅速,但由于儿童疾病的易变和多变,以及儿童肺功能检查的特点,要求有经验的临床医师在场,能够处理各种情况,如进行支气管激发试验时,患儿有喘却不会表达不适。目前要求儿童肺功能室的医师,必须同时是临床医师,知晓各

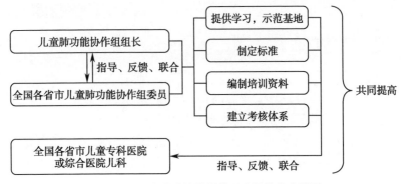

图 11-1 儿童肺功能培训体系建设技术路线图

种检查的适应证和禁忌证，可以及时处理肺功能检查时患儿出现的问题。

儿童肺功能室医师负责报告的解读、质量控制、学术的研究、进修医护的讲课以及科室的统筹管理。

（二）肺功能室技师

儿童肺功能室的技师目前由临床护士转岗而来，应当经过专门的培训后从事儿童肺功能的检查。要求临床经验丰富，知晓各种检查的禁忌证，除肺功能检查外，可以承担各种观察、治疗以及抢救的工作。

肺功能室技师负责检查、消毒、仪器的保护、药品管理、患者资料的登记以及日常工作的维护。

第七节 儿童肺功能检查指南概述

肺功能检查对探讨发病机制、判断病情严重程度、评估临床疗效和推测预后均有重要意义，特别是对哮喘、反复咳嗽、反复呼吸道感染等疾病。

在临床上，肺功能主要用于：①呼吸功能的评价；②呼吸困难原因的鉴别；③疾病的诊断、鉴别诊断、病情评估、治疗反应和预后的判断，尤其是喘息性疾病；④肺功能检查在手术前后的应用；⑤运动能力的评价；⑥呼吸肌力的判断；⑦危重患者的监护；⑧生长发育评估。

随着学界越来越关注人体全生命周期中疾病的临床表现，发现成人的许多疾病与儿童期密切相关。大量的研究证实，成人期的肺功能下降、慢性阻塞性肺疾病出现的早晚、程度的严重性都与儿童期的肺功能密切相关。

随着肺功能检查的重要性越来越被各方关注，2016—2017 年，儿童肺功能检查系列指南陆续面世。这是中国儿科首次出现的相关指南，为儿童肺功能的检测、质量控制、分析、报告解读、临床应用奠定了方向。

儿童肺功能检查指南共包括 6 个部分：概况，肺容积及通气功能检查，脉冲振荡肺功能检查，潮式呼吸肺功能检查，支气管舒张试验，支气管激发试验。

一、概况

主要就下面 9 个内容进行了阐述：提纲挈领地对儿童肺功能的关键问题进行了阐述，并界定了大致的框架，为儿童肺功能健康、持续的发展奠定了基础。

1. 儿童肺功能检查的历史及发展。

2. 儿童肺功能检查技术简介。

3. 肺功能检查如何选择。

4. 肺功能检查的基本要求。

5. 肺功能室布局要求。

6. 儿童正常预计值的选取。

7. 儿童肺功能检查、报告解读分析的质量控制。

8. 交叉感染的防治。

9. 儿童肺功能检查的临床应用。

二、肺容积及通气功能检查

包括两个主要部分：肺容积和通气功能。

（一）肺容积

肺容积是肺通气和换气功能的基础，容积的减少将导致患儿所需通气量的减少，影响呼吸功能。

指南先从肺容积开始，阐述其基本概念、主要参数、生理意义、质量控制等方面。肺容积检查必须正确执行，肺通气功能的检查才可能顺利进行，并得到准确的结论。

（二）肺通气功能

肺通气功能检查是大年龄儿童最常用的肺功能检查方式，也是目前全球最为成熟的肺功能检查模式。目前全球很多权威的肺功能检查标准，都以肺通气功能检查为模板，如支气管舒张试验诊断标准以及支气管激发试验的诊断标准。

指南从通气功能检查前的容积、流量的校准和适应证、禁忌证，到检测时的体位、整体检测过程的质量控制，再到各个参数的意义、预计值的选取、报告的解读、临床的意义，进行了全方位的阐述。同时，根据儿童年龄的增长，质量控制要求也相应详细到了各年龄段。从而为临床这一最常用的肺功能检查方法的临床规范化使用打下了坚实的基础，也为肺功能更好地服务于临床、指导临床提供了可靠的标准。

三、脉冲振荡肺功能检查

脉冲振荡肺功能检查，一改传统肺功能的检测理念，以脉冲振荡为原理，将信号源外置，产生的脉冲振荡波叠加在患儿自身的呼吸波上，按波长长短、能量大小，可到达呼吸道不同的远端，而患者只要平静呼吸即可。

3～5 岁的儿童,既不能配合技术员的指挥,完成通气功能的检测,镇静效果也不佳,无法进行婴幼儿睡眠时的肺功能检查。但其在检测时尚能做少量简单的配合,故脉冲振荡这种肺功能检查方式是最合适的选择。

脉冲信号经过快速傅里叶转换(fast Fourier transformation,FFT)可以分解成无数个不同频率、不同波长的正弦波,通过连续测定呼吸道对其响应后反馈的压力和流速,经过数字化转换后由计算机进行记录并进行频谱分析,演算出不同频率、不同性质的呼吸阻抗值(Z),包括黏性阻力(R)、弹性阻力(C)及惯性阻力(I),从而对患儿的呼吸状态进行客观描述。

文中通过对原理的解释,对检查时质量控制的要求,尤其是对检测图谱的详细分析,检测结论参数的代表意义,为临床医师辟出一条截然不同的肺功能检查的路径。

四、婴幼儿潮式呼吸肺功能检查

潮式呼吸是婴幼儿中使用最多的检测方式。具有简单、重复性好、报告可解读等优点。

潮式呼吸肺功能检查原理与传统用力呼吸肺功能检查类似,即采用流量传感器获得流量信号,由流量信号积分获得容积信号,从而描绘出流量 - 容积曲线。检测在平静呼吸状态下进行,获得受试者潮式呼吸状态下的流量 - 容积曲线及其他重要参数。

本指南主要就潮式呼吸肺功能检查的原理、技术操作、注意事项、可获得的参数及其在不同疾病改变中的特点与临床意义等进行阐述。

在潮式呼吸肺功能检查中,最有价值的参数为流量 - 容积环、达峰时间比、达峰容积比、每公斤体重潮气量等,达峰时间比、达峰容积比是反映气道阻塞的非常敏感的指标。每公斤体重潮气量可反映患儿是否存在限制性病变。至于流量 - 容积环,因病变的性质不同、严重程度不同，其会呈现不同的表现（图11-2）。

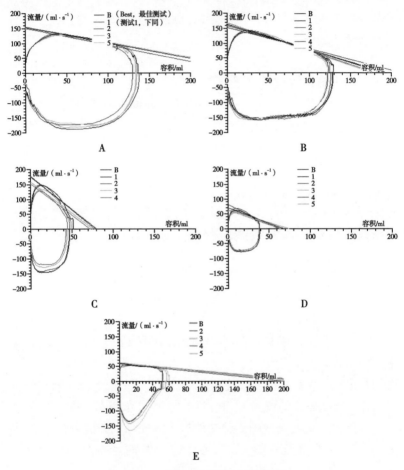

图 11-2　流量 - 容积环的不同表现
A：正常；B：阻塞性病变；C：限制性病变；D：混合性病变；E：大气道病变

　　指南最后指出：潮式呼吸肺功能检查技术由于在自然呼吸状态下进行，与传统用力肺功能比较，仍有其局限性。

潮式呼吸肺功能是婴幼儿肺功能最基本的检测技术,一些较为复杂的肺功能检查技术,如快速挤压肺功能、婴幼儿体描仪均建立于其上。这些不同技术常可同时进行,相互补充,为临床医师提供更多患儿呼吸病生理学改变的信息。

五、支气管舒张试验

支气管舒张试验(bronchodilation test,BDT)又称为气道可逆性试验(airway reversibility test),是指对于已有气流阻塞的患者,应用一定剂量的支气管舒张剂[通常用速效 β_2 受体激动剂(SABA)]后重复测定肺通气功能,以评价其气流阻塞可逆程度的试验,是应用于支气管哮喘重要的诊断和鉴别诊断方法。

近年来哮喘的患儿发病率明显上升。临床有疑诊哮喘但症状不典型者,支气管舒张试验阳性提示存在可逆性气流受限,有助于哮喘的协助诊断。

此外,部分慢性咳嗽的儿童,可表现为基础肺通气功能正常而支气管舒张试验阳性,说明患儿已存在潜在气道痉挛因素,提示应用支气管舒张剂有益。舒张后肺功能指标的明显改善也可作为哮喘发作期的依据。

六、支气管激发试验

支气管激发试验是通过吸入抗原或非特异性刺激物来诱发气道平滑肌收缩以及气道炎症反应的一种方法,以刺激前后肺功能指标的改变,判定气道收缩程度,对气道反应性作出定性或定量的判断。支气管激发试验是检测气道高反应性最常用、最准确的临床检查。

对于临床表现不典型的咳嗽变异性哮喘、胸闷变异性哮喘患儿,若支气管激发试验阳性,则可协助临床明确诊断。

对于经过哮喘规范化治疗,准备停药的患儿,若经过支气管激发试验,检测发现气道反应性明显降低再停药,和单根据临床症状直接停药的患儿相比,复发的可能性明显降低。

(张 皓 邬宇芬)

参 考 文 献

[1] Stocks J, Sly P, Tepper RS, et al. Infant respiratory function testing[M]. New York: John Wiley & Sons, Inc., 1996: 577.

[2] Papadopoulos NG, Arakawa H, Carlsen KH, et al. 儿童哮喘国际共识 [J]. 向莉,许巍,姚瑶,等译. 中华实用儿科临床杂志,2014,29(1):67-76.

[3] 中华医学会儿科学分会呼吸学组,《中华儿科杂志》编辑委员会. 儿童支气管哮喘诊断与防治指南(2016 年版)[J]. 中华儿科杂志,2016,54(3):167-181.

[4] 王卫平. 儿科学 [M]. 北京:人民卫生出版社,2017.

[5] Aurora P, Wade A, Lum S, et al.Age and height dependence of lung clearance index and functional residual capacity[J]. Eur Respir J, 2013, 41(6): 1371-1377.

[6] 张皓,邬宇芬,黄剑峰,等. 儿童肺功能检测及评估专家共识 [J]. 临床儿科杂志,2014,32(2):104-114.

[7] 中华医学会儿科学分会呼吸学组肺功能协作组,《中华实用儿科临床杂志》编辑委员会. 儿童肺功能系列指南(一):概述 [J]. 中华实用儿科临床杂志,2016,31(9):653-658.

[8] 中华医学会儿科学分会呼吸学组肺功能协作组,《中华实用儿科临床杂志》编辑委员会. 儿童肺功能系列指南(四):潮气呼吸肺功能 [J]. 中华实用儿科临床杂志,2016,31(21):1617-1621.

[9] Sly PD, Morgan WJ. Chapter 12: Respiratory function testing in infants and preschool-Aged Children[M] // Taussig LM, Landau LI, Le Souëf PN, et al. Pediatric respiratory medicine. 2nd ed. Philadelphia PA: Mosby, 2008: 163-169.

[10] 中华医学会儿科学分会呼吸学组肺功能协作组,《中华实用儿科临床杂志》

编辑委员会. 儿童肺功能系列指南（五）：支气管舒张试验 [J]. 中华实用儿科临床杂志，2017，32（1）：17-21.

[11] 中华医学会儿科学分会呼吸学组肺功能协作组，《中华实用儿科临床杂志》编辑委员会. 儿童肺功能系列指南（六）：支气管激发试验 [J]. 中华实用儿科临床杂志，2017，32（4）：263-269.

[12] Nguyen TT，Ah-Fong H，Sooky L，et al. New reference equations to improve interpretation of infant lung function[J]. Pediatr Pulmonol，2013，48（4）：370-380.

[13] 中华医学会儿科学分会呼吸学组肺功能协作组，《中华实用儿科临床杂志》编辑委员会. 儿童肺功能系列指南（二）：肺容积和通气功能 [J]. 中华实用儿科临床杂志，2016，31（10）：744-750.

[14] Anon.Standardization of spirometry，1994 update. American Thoracic Society[J]. Am J Respir Crit Care Med，1995，152（3）：1107-1136.

[15] McGeachie MJ，Yates KP，Zhou X，et al. Patterns of growth and decline in lung function in persistent childhood asthma[J]. N Engl J Med，2016，374（19）：1842-1852.

[16] Belgrave DC，Granell R，Turner SW，et al. Lung function trajectories from pre-school age to adulthood and their associations with early life factors：a retrospective analysis of three population-based birth cohort studies[J]. Lancet Respir Med，2018，6（7）：526-534.

[17] Tai A，Tran H，Roberts M，et al. The association between childhood asthma and adult chronic obstructive pulmonary disease[J]. Thorax，2014，69（9）：805-810.

[18] McGeachie MJ. Childhood asthma is a risk factor for the development of chronic obstructive pulmonary disease[J]. Curr Opin Allergy Clin Immunol，2017，17（2）：104-109.

[19] 华靖，石芳. 肺发育与相关疾病机制研究进展 [J]. 中华实用儿科临床杂志，2016，31（16）：1201-1204.

[20] 中华医学会儿科学分会呼吸学组肺功能协作组《中华实用儿科临床杂志》编辑委员会. 儿童肺功能系列指南（三）：脉冲振荡 [J]. 中华实用儿科临床杂志, 2016, 31（11）：821-825.

[21] 郑劲平, 陈荣昌. 肺功能学——基础与临床 [M]. 广州：广东科技出版社, 2007.

[22] 蒋雷服. 常规肺功能测定的常见问题和处理对策 [J]. 中华结核和呼吸杂志, 2012, 35（9）：716-717.

[23] 中华医学会呼吸病学分会肺功能专业组. 肺功能检查指南（第二部分）——肺量计检查 [J]. 中华结核和呼吸杂志, 2014, 37（7）：481-486.

[24] 中华医学会呼吸病学分会肺功能专业组. 肺功能检查指南（第三部分）——组织胺和乙酰甲胆碱支气管激发试验 [J]. 中华结核和呼吸杂志, 2014, 37（8）：566-571.

[25] 徐晨. 组织学和胚胎学 [M]. 北京：人民卫生出版社, 2017.

主要推荐阅读

[1] 中华医学会呼吸病学分会肺功能专业组. 肺功能检查指南（第一部分）——概述及一般要求 [J]. 中华结核和呼吸杂志, 2014, 37（6）: 402-405.

[2] 中华医学会呼吸病学分会肺功能专业组. 肺功能检查指南（第二部分）——肺量计检查 [J]. 中华结核和呼吸杂志, 2014, 37（7）: 481-486.

[3] 中华医学会呼吸病学分会肺功能专业组. 肺功能检查指南（第三部分）——组织胺和乙酰甲胆碱支气管激发试验 [J]. 中华结核和呼吸杂志, 2014, 37（8）: 566-571.

[4] 中华医学会呼吸病学分会肺功能专业组. 肺功能检查指南（第四部分）——支气管舒张试验 [J]. 中华结核和呼吸杂志, 2014, 37（9）: 655-658.

[5] 中华医学会呼吸病学分会肺功能专业组. 肺功能检查指南——肺弥散功能检查 [J]. 中华结核和呼吸杂志, 2015, 38（3）: 164-169.

[6] 中华医学会呼吸病学分会肺功能专业组. 肺功能检查指南——肺容量检查 [J]. 中华结核和呼吸杂志, 2015, 38（4）: 255-260.

[7] 中华医学会呼吸病学分会肺功能专业组. 肺功能检查指南——体积描记法肺容量和气道阻力检查 [J]. 中华结核和呼吸杂志, 2015, 38（5）: 342-347

[8] 中华医学会呼吸病学分会肺功能专业组. 肺功能检查指南——呼气峰值流量及其变异率检查 [J]. 中华结核和呼吸杂志, 2017, 40（6）: 426-430.

[9] 中国呼吸医师协会肺功能与临床呼吸生理工作委员会, 中华医学会呼吸病学分会呼吸治疗学组. 肺功能检查报告规范——肺量计检查、支气管舒张试验、支气管激发试验 [J]. 中华医学杂志, 2019, 99（22）: 1681-1691.

[10] 中华医学会, 中华医学杂志社, 中华医学会全科医学分会, 等. 常规肺功

能检查基层指南（2018 年)[J]. 中华全科医师杂志, 2019, 18(6): 511-518.

[11] 中华医学会儿科学分会呼吸学组肺功能协作组,《中华实用儿科临床杂志》编辑委员会. 儿童肺功能系列指南（一）：概述 [J]. 中华实用儿科临床杂志, 2016, 31(9): 653-658.

[12] 中华医学会儿科学分会呼吸学组肺功能协作组,《中华实用儿科临床杂志》编辑委员会. 儿童肺功能系列指南（二）：肺容积和通气功能 [J]. 中华实用儿科临床杂志, 2016, 31(10): 744-750.

[13] 中华医学会儿科学分会呼吸学组肺功能协作组,《中华实用儿科临床杂志》编辑委员会. 儿童肺功能系列指南（三）：脉冲振荡 [J]. 中华实用儿科临床杂志, 2016, 31(11): 821-825.

[14] 中华医学会儿科学分会呼吸学组肺功能协作组,《中华实用儿科临床杂志》编辑委员会. 儿童肺功能系列指南（四）：潮气呼吸肺功能 [J]. 中华实用儿科临床杂志, 2016, 31(21): 1617-1621.

[15] 中华医学会儿科学分会呼吸学组肺功能协作组,《中华实用儿科临床杂志》编辑委员会. 儿童肺功能系列指南（五）：支气管舒张试验 [J]. 中华实用儿科临床杂志, 2017, 32(1): 17-21.

[16] 中华医学会儿科学分会呼吸学组肺功能协作组,《中华实用儿科临床杂志》编辑委员会. 儿童肺功能系列指南（六）：支气管激发试验 [J]. 中华实用儿科临床杂志, 2017, 32(4): 263-269.

[17] 国家食品药品监督管理总局. 中华人民共和国医药行业标准——麻醉和呼吸设备评价自主呼吸者肺功能的呼气峰值流量计：YY/T 1438—2016[S]. 北京：中国标准出版社, 2016.

附 录

附录 1 国家有关部门对肺功能检查的要求（摘录）

一、国务院关于印发"十三五"卫生与健康规划的通知（国发〔2016〕77号）

主要任务：

（一）加强重大疾病防治。

推进防治结合。建立专业公共卫生机构、综合性医院和专科医院、基层医疗卫生机构"三位一体"的重大疾病防控机制，信息共享、互联互通，推进慢性病和精神疾病防、治、管整体融合发展。落实医疗卫生机构承担公共卫生任务的补偿政策，完善政府购买公共卫生服务机制。（国家卫生计生委、财政部负责）

实施慢性病综合防控。完善政府主导的慢性病综合防控协调机制，优化防控策略，建立以基层为重点的慢性病防控体系，加强国家综合防控示范区建设，覆盖全国 15% 以上的县（市、区）。加强脑卒中等慢性病的筛查和早期发现，针对高发地区重点癌种开展早诊早治工作，早诊率达到 55%，提高 5 年生存率。全面实施 35 岁以上人群首诊测血压，逐步开展血压血糖升高、血脂异常、超重肥胖等慢性病高危人群的患病风险评估和干预指导，将口腔健康检查和肺功能检测纳入常规体检。高血压和糖尿病患者健康管理人数分别达到 1 亿人和 3 500 万人。健全死因监测、肿瘤登记报告和慢性病与

营养监测制度。加强伤害预防和干预。（国家卫生计生委负责）

二、国务院关于实施健康中国行动的意见（国发〔2019〕13号）

主要任务：

（三）防控重大疾病。

13．实施慢性呼吸系统疾病防治行动。慢性呼吸系统疾病严重影响患者生活质量。引导重点人群早期发现疾病，控制危险因素，预防疾病发生发展。探索高危人群首诊测量肺功能、40岁及以上人群体检检测肺功能。加强慢阻肺患者健康管理，提高基层医疗卫生机构肺功能检查能力。到2022年和2030年，70岁及以下人群慢性呼吸系统疾病死亡率下降到9/10万及以下和8.1/10万及以下。

附录2　肺功能检查单项规范化进修(单修)基地认定办法(试行)

(2019年版)

中国医师协会呼吸医师分会　中华医学会呼吸病学分会
全国呼吸专科医联体　国家呼吸内科医疗质量控制中心

肺功能检查是呼吸与危重症医学的关键诊疗技术。国务院《"十三五"卫生与健康规划》中,肺功能检查已被纳入常规体检。肺功能室是呼吸与危重症医学科规范化建设的必备条件。肺功能检查单项规范化进修(单修)基地是承担对内科医师、护士、技师进行肺功能检查规范化培训的医疗机构。为保证肺功能检查单修培训工作的顺利进行,特制定本办法。

一、肺功能检查单修基地入选条件

1. 基本条件

符合 PCCM 专修医师培训基地的医院,或满足以下条件的三级甲等医院可以申请成为肺功能单修培训基地。

1.1　有肺功能检查专职领军人才,检查硬件设施齐全,肺功能临床检查能力和科研能力较强,以及具有高质量的教学水平,在国家层面对肺功能检查的规范化培训起示范和引领作用。

1.2　从人员资质、场地设置、设备与器材和工作规范四大类共 39 个指标进行考评,总分 100 分,80 分及以上可认定为培训基地。具体考评细则详见附表 2-1。

2. 组织管理条件

2.1　各单修基地的单修工作实行科主任负责制。

2.2　肺功能核心师资应直接负责单修基地的建设和管理,掌握单修学员培训进度,收集单修学员对于培训工作的意见并及时予以反馈,以保证培训工作的进度和质量。科室应保证核心师资用于培训工作的时间。

2.3　单修师资直接负责单修学员的教学和业务指导,执行培训计划,监督单修培训进度。考评细则见附表2-1。

附表2-1　肺功能培训基地考评细则

考评指标	评分标准			得分
1. 场地设置				
1.1　场地面积	>60m² (3)	>30m² (2)	>10m² (1)	3
1.2　通风条件(窗户通风;排气扇通气;空气净化器)	3项 (3)	2项 (2)	1项 (1)	3
1.3　环境条件(具有空调使温度保持在18~27℃,日内温差<3℃;具有加湿器或抽湿器使室内湿度保持在40%~70%)	2项 (2)	1项 (1)		2
1.4　诊疗条件(有电脑可查询医院信息系统、影像系统等,了解受试者病历资料;配有X线片或CT片阅片灯箱等辅助检查设备)	2项 (2)	1项 (1)		2
1.5　急救条件(靠近急诊或病区;备有抢救器械及药品;有经验医师或麻醉师应急响应)	3项 (3)	2项 (2)	1项 (1)	3
2. 设备与器材				
2.1　环境参数测量计(温度计、湿度计、气压计)	3项 (3)	2项 (2)	1项 (1)	3
2.2　身高体重计	有 (1)			1
2.3　肺量计定标筒	有 (1)			1
2.4　肺量计	≥3台 (3)	2台 (2)	1台 (1)	3

续表

考评指标	评分标准			得分
2.5　舒张试验的器材(储雾罐;压缩雾化器和气源)	2项 (2)	1项 (1)		2
2.6　激发试验仪器	≥3台 (3)	2台 (2)	1台 (1)	3
2.7　肺弥散功能测定仪器	≥3台 (3)	2台 (2)	1台 (1)	3
2.8　体描仪	≥3台 (3)	2台 (2)	1台 (1)	3
2.9　脉冲振荡仪	≥3台 (3)	2台 (2)	1台 (1)	3
2.10　心肺运动试验	有 (3)			3
3. 工作规范				
3.1　仪器校准				
3.1.1　环境参数校准	有 (2)			2
3.1.2　至少每日1次容积定标	有 (2)			3
3.1.3　至少每周1次线性验证	有 (3)			3
3.1.4　至少每日1次标准气体浓度校准	有 (2)			2
3.2　受试者准备				
3.2.1　检查前询问病史,判断适应证和禁忌证	有 (2)			2
3.2.2　记录用药情况,判断是否符合药物洗脱要求	有 (2)			2
3.2.3　准确测量身高和体重	有 (2)			2

续表

考评指标	评分标准			得分
3.2.4　给受检者播放肺功能演示录像	有 (2)			2
3.3　操作规范				
3.3.1　有关于各项目肺功能标准操作规程的 　　　　制度和书面资料	有 (3)			3
3.3.2　测定次数	≥3次 (3)	2次 (2)	1次 (1)	3
3.4　肺功能检查报告				
3.4.1　使用标准肺功能检查报告模板	有 (3)			3
3.4.2　按照标准进行肺功能检查结果判读	有 (3)			3
3.4.3　使用肺功能检查报告规范用语	有 (3)			3
3.4.4　由执业医师最终审核及签发	是 (3)			3
3.4.5　有肺功能检查结果打印、整理、归档的 　　　　规范程序,报告用纸质或光盘或硬盘或 　　　　云端等方式进行存档	有 (3)			3
3.5　并发症及处理				
3.5.1　有严重不良事件的应急预案(书面资料)	有 (3)			3
3.5.2　及时处理肺功能检查过程中发生的各种 　　　　并发症,有处理记录	有 (3)			3
3.6　感染防控				
3.6.1　手卫生(戴手套、洗手)	有 (2)			2
3.6.2　接口和过滤器一次性使用	有 (3)			3

续表

考评指标	评分标准			得分
3.6.3　定期清洗、消毒流量传感器和其他配件	有 （3）			3
4. 人员资质				
4.1　专职肺功能医师	≥3 人 （3）	2 人 （2）	1 人 （1）	3
4.2　专职肺功能技师	≥3 人 （3）	2 人 （2）	1 人 （1）	3
4.3　肺功能培训导师证书	≥3 人 （3）	2 人 （2）	1 人 （1）	3

二、肺功能检查单修基地遴选程序

单修基地遴选认定由中国医师协会呼吸医师分会肺功能与临床呼吸生理工作委员会（简称工委会）负责，其主要职责包括：单修基地的遴选认证、制定培训制度、制定单修计划、确立培训内容、建立考核题库、组织考核、建议授予证书。单修基地遴选认定程序如下：

1. 申请

由符合单修基地认定条件的医疗机构自愿申请参加。有关医疗机构填报"呼吸与危重症医学专科单项规范化进修（单修）基地申请表"和"呼吸与危重症医学专科单项规范化进修（单修）基地自评表"，基地申请表需医院法人代表审核并签字、盖章，在规定时间内上报中国医师协会管理部门。

2. 专家组审批

工委会组织专家对申请材料进行审核，包括申请表和其他支撑材料，可以结合实地考察，中国医师协会保留最终解释权。

3. 通过

专家委员会讨论并通过基地名单。

4. 备案

工委会将单修基地认定名单报中国医师协会备案。

5. 公布

由中国医师协会呼吸医师分会公布单修基地名单。

三、肺功能检查单修基地的再认定与退出机制

1. 单修基地的再认定

单修基地认定有效期为三年；由工委会随机抽查一个月的基地肺功能检查报告及所培训单位的肺功能检查报告，并通过云端上传以持续进行质量控制评估；期满后，由工委会对基地条件及培训工作完成情况进行审核，合格后予以再认定。

2. 单修基地的退出机制

单修基地主动提出退出单修培训的，需向工委会提出正式书面申请，经工委会批准后方可退出，并报中国医师协会备案；在单修医师培训过程中，单修基地未能按照培训基地要求高质足量完成单修医师培训工作的，经工委会核实，提出警告，且在警告后六个月内未能整改合格的，由工委会讨论决定取消其单修基地资格，并报中国医师协会备案。

附录3　肺功能检查单项规范化进修（单修）培训方案（试行）

（2019年版）

中国医师协会呼吸医师分会　中华医学会呼吸病学分会
全国呼吸专科医联体　国家呼吸内科医疗质量控制中心

一、培训对象

申请单修人员的资质要求：有学习和从事肺功能检查的意愿；有医师、护士或技师的执业证书；有呼吸内科工作经验1年或以上。

二、培训目标

通过系统的理论知识和技能培训，掌握肺功能检查的基础知识、操作技能、仪器维护与管理，并参与一定数量的肺功能检查工作。

三、培训方案

1. 培训时间及要求

1.1　肺功能医师：3个月

1.2　肺功能技师

初级：1个月（掌握常用的肺通气功能和支气管舒张试验的检查方法、质量控制和临床应用）。

中级：3个月（掌握肺功能通气功能、支气管舒张试验、支气管激发试验、肺弥散功能检查、肺容积检查、气道阻力检查及弥散功能检查等检查方法、质量控制和临床应用）。

2. 培训内容

培训内容包括基础知识、相关专业知识、专业知识及专业实践能力 4 部分内容，详见附表 3-1。其中专业实践能力培训量化指标见附表 3-2。

附表 3-1　肺功能单修培训内容

培训内容	医师	技师
1. 基础知识		
1.1　呼吸系统的解剖特点	掌握	了解
1.2　肺的血液循环	熟悉	了解
1.3　呼吸中枢的调节	了解	了解
1.4　呼吸系统的生理学知识	掌握	熟悉
1.5　常见呼吸系统疾病的病理生理学知识	掌握	熟悉
1.6　与肺功能检查相关的流体力学知识	熟悉	熟悉
2. 相关专业知识		
2.1　肺功能检查的发展历史	了解	了解
2.2　肺功能仪器的测定原理	熟悉	掌握
2.3　不同原理肺功能仪器的优缺点比较	了解	了解
2.4　肺功能仪器的技术标准	了解	了解
2.5　肺功能室的建立与管理	掌握	掌握
2.6　肺功能正常值的选取与影响因素	掌握	掌握
2.7　肺功能检查研究新进展	熟悉	了解
3. 专业知识		
3.1　各项肺功能检查的适应证和禁忌证	掌握	掌握
3.2　肺功能检查前的停药要求	掌握	掌握
3.3　各项肺功能检查的标准操作规程	掌握	掌握
3.4　各项肺功能检查的质控标准	掌握	掌握
3.5　各项肺功能检查指标的定义与计算方法	掌握	掌握
3.6　各项肺功能检查结果判断的标准	掌握	掌握
3.7　常见呼吸系统疾病的肺功能改变	掌握	熟悉
3.8　肺功能检查在呼吸慢病诊断与管理中的应用	掌握	熟悉

续表

培训内容	医师	技师
3.9　肺功能检查在外科中的应用	掌握	熟悉
3.10　肺功能职业安全防护措施	熟悉	掌握
4. 专业实践能力		
4.1　肺功能仪器的校准	了解	掌握
4.2　各项肺功能检查的操作技术和质控判断（肺量计、支气管舒张试验、支气管激发试验、弥散功能检查、体描仪肺容积和气道阻力测定、脉冲振荡呼吸阻抗检查）	熟悉	掌握
4.3　心肺运动试验的操作步骤	掌握	熟悉
4.4　肺功能过程中危急症的应急处理	掌握	掌握
4.5　肺功能检查报告的质控分级	熟悉	掌握
4.6　肺功能检查报告的结果签发	掌握	掌握
4.7　检查数据的存储、备份与管理	熟悉	掌握
4.8　激发试剂的制备、储存及其他药品的管理	了解	掌握
4.9　肺功能仪器配件的拆装和消毒	了解	掌握
4.10　肺功能仪器的故障排查	了解	掌握

附表 3-2　专业实践技能培训量化要求

检查项目	肺功能医师	肺功能技师
1. 仪器校准（含单流量容积校准和三流量线性验证）	10 次	100 次
2. 肺量计检查（含流量 - 容积环）	60 例	300 例
3. 体描仪肺容积及气道阻力测定	20 例	100 例
4. 肺弥散功能检查	20 例	100 例
5. 支气管舒张试验	20 例	100 例
6. 支气管激发试验	20 例	100 例
7. 脉冲振荡呼吸阻抗测定	20 例	100 例
8. 心肺运动试验	20 例	20 例
9. 激发试剂的制备与存储	1 次	10 次
10. 肺功能仪器传感器及配件的拆装和消毒	1 次	10 次

四、考试考核

1. 考核时间

由各培训基地根据工作情况安排,建议考核时间尽量安排在每年 3 月、6 月、9 月和 12 月的第四周。

2. 报考资格

完成规定的培训时间和培训内容,包括临床工作、临床操作;单修学习考核手册的填写符合要求。

3. 考核方式及成绩评定

3.1　考核方式分为三部分内容:平时成绩、理论统考和技能操作。总分 100 分。

3.1.1　平时成绩:涵盖完成规定的培训时间、完成规定的网络考试和测评、完成规定例数的技能操作,由指导老师给予评分,满分 40 分。

3.1.2　理论统考:采取一年四次全国统一网络考试。满分 30 分。

3.1.3　技能操作:需要录制培训过程中操作视频,上传至结业考核委员会专家评定,满分 30 分。

3.2　成绩评定

3.2.1　考核成绩满 70 分及以上为考核合格。

3.2.2　考核合格者发“肺功能技师培训合格证书”或“肺功能医师培训合格证书”。考核不合格者可申请补考一次,合格者发结业证书。

五、纪律与权利

单修学员应严格遵守国家法律法规和基地的规章制度,执行单修培训计划,按时完成单修日志等培训信息登记,并享受相关待遇。对于在单修过程中出现的问题,单修学员应与基地协商解决,并有向中国医师协会呼吸医师分会申诉的权利。

六、说明

本细则由中国医师协会呼吸医师分会负责修订和解释。